医療事故調査制度

法令解釈・実務運用指針

Q&A

弁護士
井上清成 著
KIYONARI INOUE

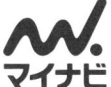

はじめに

1　発想が転換された事故調の手引書

　今般の医療事故調査制度は、WHOのドラフトガイドライン（非懲罰性、秘匿性が主旨）を取り入れ、発想を大きく転換させたシステムです。従来の責任追及や説明責任、社会的責任などとは切り離され、すべての国民が望んでいる医療安全の推進へと特化したものとなりました。

　特徴としては、「医療事故」の医療過誤との切り離し、第三者調査よりも院内調査中心、事故調査報告書の非識別加工などが代表例として挙げられます。従来言われていた中立性、透明性、公正性も、その意味するところが変革しました。パラダイムシフト（ひとつの時代の一般的認識体系の大転換）とも言われるゆえんです。

　それだけに、医療現場には発想の転換へのとまどいが見られます。本書は、個々具体的な疑問に一つひとつ答えつつ、医療現場が徐々に発想を転換しながら手堅く実務運用ができるように試みた、今般の医療事故調査制度に即した手引書です。

2　法律・省令・告示・通知を網羅

　今般の医療事故調査制度は、かつてのモデル事業とは異なり、改正医療法という法律に基づく制度です。それだけに、法律とこれに基づく厚生労働省令（改正医療法施行規則）、告示や通知に即し、これらにのっとって実施されなければなりません。

　本書では、医療事故調査制度に関わる法律・省令・告示・通知などの法令類を網羅しました。医療界では往々にして、それぞれの思いによって制度が運用されてしまいがちです。しかし、今般の制度は法令にのっとって、しかも、過不足なく運用されなければなりません。熱い思いによる上乗せもまた、過ぎたるは及ばざるが如しの結果になって医療崩壊を招きかねません。そこで、本書では法令を網羅しつつ、その法令に忠実な解釈と運用に重点を置きました。

3　クライシス・ガバナンスにも留意

　医療事故の問題は、一歩間違えると、刑事事件化、マスコミ・バッシングなどといった危機（クライシス）を招きかねません。医療従事者個々人はもちろんのこと、医療機関自体が危急存亡の事態に陥ってしまって、本来の医療機能が低下してしまったら、元も子もありません。本来の医療機能を低下させずに医療安全を推進することこそ、真の医療安全であり、すべての国民の利益です。

　そこで本書では、「クライシス・ガバナンスの実践」にも多く言及いたしました。

4　我が国全体の医療安全の総和を増加

　今般の医療事故調査制度は、約 17 万を超える我が国すべての医療機関に、あまねく適用されます。個々の医療機関をとってみれば、少しずつの医療安全の推進であったとしても、これらが継続的であって着実であるならば、我が国全体の医療安全推進の総和の増加は膨大なものとなるでしょう。

　それこそが、国民すべての利益なのです。

　今般の医療事故調査制度が混乱なく手堅く運用されれば、すべての国民が享受する医療安全推進の総和は、まことに大きなものとなるでしょう。

　本書が手堅く着実な運用の一助になることを切に希望いたしております。

平成 27 年 10 月
井上清成（弁護士）

CONTENTS 目次

はじめに —— 3

第1章
「医療事故調査制度の概要」—— 7

医療法21条について —— 8
01 医療事故調運用ガイドラインが示す本制度の原則 —— 10
02 報告対象について —— 20
03 医療機関からセンターへの発生報告 —— 36
04 医療機関から遺族への発生報告時説明 —— 39
05 院内調査の方法 —— 42
06 院内調査結果のセンター及び遺族への報告（非懲罰性・非識別性）—— 49
07 院内事故調査の支援体制について（支援団体と支援内容）—— 58
08 センター指定について —— 61
09 センター業務について —— 64

第2章
院内対応 Q&A —— 79

1. 医療事故の定義について —— 86
2. 医療機関からセンターへの事故の報告について —— 126
3. 医療事故の遺族への説明事項等について —— 130
4. 医療機関が行う医療事故調査について —— 135
5. 支援団体の在り方について —— 148
6. 医療機関からセンターへの調査結果報告について —— 156

7. 医療機関が行った調査結果の遺族への説明について ———— 178
8. 医療事故調査・支援センターの指定について ———— 185
9. センター業務について① ———— 189
10. センター業務について② ———— 191
11. センター業務について③ ———— 203
12. センター業務について④ ———— 204
13. センターが備えるべき規定について（省令事項）———— 205
14. センターの事業報告書等の提出について（省令事項）———— 207
15. センターが備える帳簿について（省令事項）———— 208
16. その他 ———— 210

〔補論〕 クライシス・ガバナンスの実践 ———— 217

特別寄稿 ———— 230

医療事故の原因分析の手法はRCAからレジリエンスへ ———— 230

日瑞(典)医療事故調査制度
スウェーデンの医療事故調査制度・日本との比較 ———— 235

スウェーデンモデルに学ぶ医療事故調査制度の在り方 ———— 244

第1章 医療事故調査制度の概要

日本医療法人協会「医療事故調運用ガイドライン」

☀ 医師法 21 条について

　今回の事故調制度ができたのは、そもそも、医師法 21 条に基づく警察への届出回避との希望が反映されたという経緯があるようです。しかし、医師の間には、医師法 21 条に対する誤解がいまだにあるように思われますので、この点を説明しておきます。

医師法 21 条
　医師は、死体又は妊娠 4 月以上の死産児を検案して異状があると認めたときは、24 時間以内に所轄警察署に届け出なければならない。(違反すると同 33 条の 2 で 50 万円以下の罰金刑。)

　法律の条文の解釈は、裁判官によっても分かれる場合がありますが、条文の意味を最終的に解釈する権限があるのは最高裁です。行政庁は、この解釈に従って法律を運用する義務がありますし、国会も、最高裁の解釈に不満があれば、立法によって解決するしかありません。医師法 21 条については、最高裁平成 16 年 4 月 13 日判決(判例タイムズ 1153 号 95 頁)が解釈を確立させています。

　同事案は、すでに退院予定のある関節リウマチに対する手指手術の患者に、准看護師が誤って消毒薬を静注して死亡せしめたという事案であり、明白な医療過誤事件です。医師法 21 条の届け出義務違反事件の共犯として起訴された病院長について、東京地裁は、①患者の予期しない急変、②明白な医療過誤、③医師の死亡診断時の外表面の異常性の認識を認定し、死体を検案して死亡原因が不明であるというのであるから、死体を検案して異状性の認識があったとして有罪認定をしました(東京地裁平成 13 年 8 月 30 日判決 最高裁刑事判例集 58 巻 4 号 267 頁)。 ところが、この判決について、東京高裁は、同様の事実認定ながら、あくまで異状性の認識は外表面に求めるべきであるとして、医師が死体の外表面の異状を明確に認識していないのであれば異状性の認識はないとして原審を破棄したのです

(東京高裁平成15年5月19日判決 判例タイムズ1153号99頁)。上告審である最高裁も死体の検案とは外表面を調べることであるという定義を採用して、高裁判決を支持しました。

　従って、院内での診療行為に起因した死亡は、外表面に特段の異状がない場合がほとんど(外科手術の手術痕は、手術を行うことが異状でない限り外表面の異状ではないことは当然でしょう)ですから、診療関連死に医師法21条が適用されるケースはきわめて稀なのです。たとえば、インスリンを誤って過量投与したケースや、手術中に血管損傷があり、出血性ショックに陥り、DICを合併し多臓器不全で死亡したようなケースは異状死体ではありません。あくまで、医師が「死体の外表面」をみたときに、これはいったい⁉　と思うような「異状」があるケースのみが届出義務の対象なのです。

　今回の事故調制度は、医師法とは並列的な位置づけですので、それぞれについて要件を検討して、それぞれについて届出あるいは報告の必要性を判断することになります。

　また、正しい医師法21条の解釈を厚労省、医師会は医療現場に周知させるべきではないでしょうか。

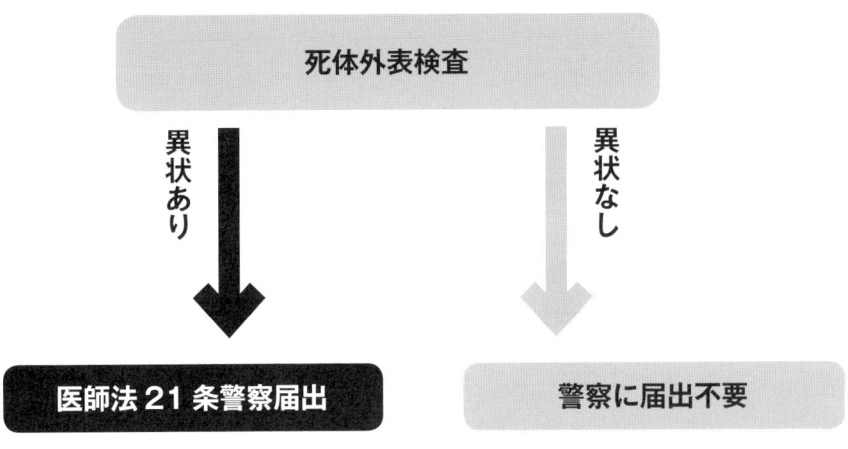

01 医療事故調運用ガイドラインが示す本制度の原則

01 原則①：遺族への対応が第一であること

　患者が死亡した時に、迅速にすべきことは、遺族への対応・遺族に対する説明で、センターへの報告ではありません。
　遺族への対応・説明は、本制度の目的である医療安全の確保そのものとは別ですが、医療の一環として非常に大事な事柄であること、遺族とのコミュニケーション不足が予想外の紛争化を招き、遺族にとっても医療従事者にとっても不幸な事態となることから、当ガイドラインにおいてもその重要性を強調します。

02 原則②：法律にのっとった内容であること

　『地域における医療及び介護の総合的な確保を推進するための関係法律の整備等に関する法律』が前回の国会で成立し、これにより医療法が改正され、新たに事故調査についての制度ができました。
　国会で成立した法律は、国民が投票により選んだ国会議員により構成される国会の議決を経ていますので、法律の文言には重みがあり、文言をはずれた解釈をすべきではありません。特に、国民に負担を課す規定ですので、安易な拡大解釈は許されないことは言うまでもありません。「省令」は「法律」が具体的な中身を詳しく規定していない場合に、行政庁（この法律では厚労省）が、中身を規定するものです。「通知」は、「法律」の具体的な解釈を行政庁が行うものです。「省令」と「通知」について「法律」の内容をある程度補則することはできても、法律の趣旨を変更することはできず、本制度に関する省令や通知についても改正医療法の趣旨にのっとり、文言を理解する必要があります。
　とりわけ、ガイドラインやQ&Aは厚労省の作成したものであっても、一つの解釈を示したものにすぎず、最高裁の判例でも、国民を拘束するも

のではないとされています。特に、本制度については、既に厚労省の通知において、ガイドライン等はひとつの参考に過ぎないと明記しています。特に本制度は、10年以上もの長い期間をかけて議論され、さまざまな意見を踏まえ、法律案にも再三の修正がくわえられた経緯がありますので、修正の経緯を踏まえて条文を理解することが不可欠です。この点は、後述する報告対象の項で重要になります。

　また、法律・省令・通知が具体的に求める部分と、管理者に裁量として委ねられた部分の違いを理解することも重要です。

03 原則③：本制度は医療安全の確保を目的とし、紛争解決・責任追及を目的としない

　本制度は、医療法の第3章「医療の安全の確保」の中に「第1節医療の安全の確保のための措置」を設けていること、本通知においても「本制度の目的は医療安全の確保であり、個人の責任を追及するためのものではない」と繰り返し明言されていることから、医療安全確保を目的とするものであることは明らかで、紛争解決と責任追及は目的ではありません。この点は、本制度に関する厚労省のQ&A（※1）でも明確にされており、説明責任や紛争解決の視点で本制度を捉えることは誤解のもとであり、厳に戒められるべきことです。

　同Q&Aが、本制度の基盤として位置づけているWHO（世界保健機関）のいわゆるWHOドラフトガイドライン（WHO Draft Guidelines for Adverse Event Reporting and Learning Systems、以下「WHOドラフトガイドライン」といいます）は学習のための事故報告制度と、説明責任のための事故報告制度を峻別しており、両方の趣旨を両立することは困難であるとしています。WHOドラフトガイドラインは、前者の特徴として、懲罰を伴わないこと（非懲罰性）、患者、報告者、施設が特定されないこと（秘匿性）、報告システムが報告書や医療機関を処罰する権力を有するいずれの官庁からも独立していること（独立性）などが必要であるとしています。そして、本制度は責任追及を目的とするものではないこと、匿名化を求めていること、第三者機関の調査結果を警察や行政に届けるもので

はないことから、明らかに本制度はWHOドラフトガイドラインで言うところの学習のための制度で、このことは前述のQ＆A（Q1）でも明示されています。

医療の内（医療安全・再発防止）と医療の外（紛争）は明確に切り分けるべきものです（図1）。医療安全確保のための仕組みであるならば、そのための「原因分析」のみを行うべきです。「原因究明」は責任追及と結びつくため、医療安全の確保と並列かつ同時に行う仕組みは機能しません。本通知においても、「必ずしも原因が明らかになるとは限らないことに留意すること」をわざわざ指摘しています。

本制度の目的は医療安全の確保で、紛争解決や責任追及ではないことを踏まえて本制度の解釈と運用を行わなければなりません。

図1
■ 基本的な考え方（四病協・日病協合意に基づく概要図）

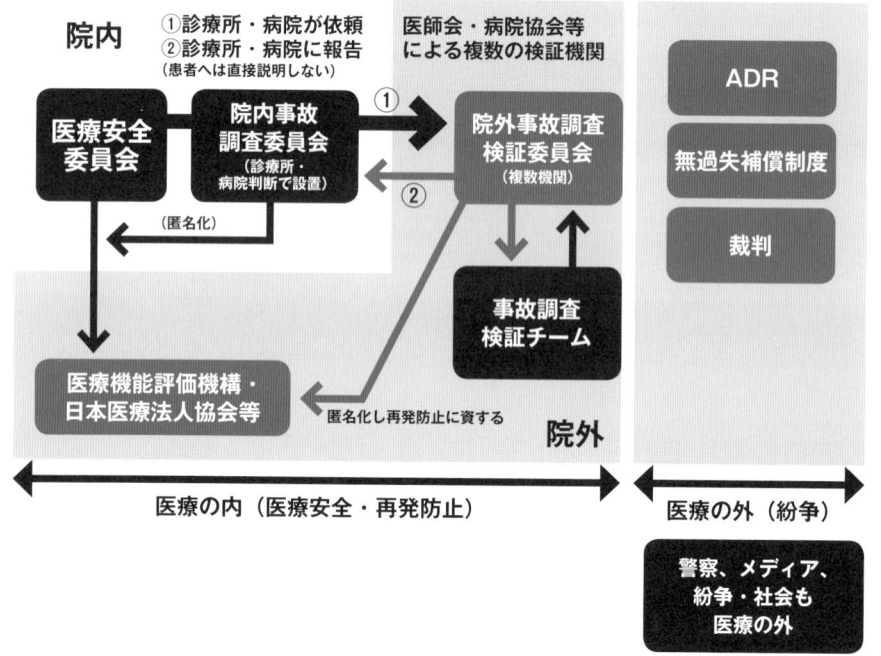

※1 「医療事故調査制度に関するQ&A（Q1、Q19）」
http://www.mhlw.go.jp/stf/seisakunitsuite/bunya/0000061209.html
http://www.mhlw.go.jp/stf/seisakunitsuite/bunya/0000061227.html
4http://www.WHO.int/patientsafety/implementation/reporting_and_learning/en/
中島和江（2011）『有害事象の報告・学習システムのためのWHOドラフトガイドライン』へるす出版

04 原則④：非懲罰性・秘匿性を守るべきこと
（WHOドラフトガイドラインに準拠していること）

　WHOドラフトガイドラインは、医療安全の分野、特に有害事象等の報告システムの基本的な考え方について述べるとともに、WHO加盟国に対する提言を行っています。

　WHOドラフトガイドラインは、医療安全分野での文献の調査、報告システムが存在する国での調査などを踏まえて作成されたもので、その内容については医療従事者の多くが賛同するところです。わが国の各病院団体もWHOドラフトガイドラインを支持しています。

　このWHOドラフトガイドラインにおいては、報告した医療者を懲罰しないことを求めるとともに、報告された情報の秘匿性が重要であることを述べています（※2）。多くの実践を通じて、非懲罰性・秘匿性の遵守が報告システムの成功する必須条件だとわかってきたからです。

　学習のための制度という視点でみれば、医療安全の確保のためには失敗から学ぶことも重要です。そのため、医療事故が発生した場合、当事者からの聞き取りを含め、どのような事実があったのか必要な情報を収集して分析することが肝要ですが、収集した情報が当事者等の責任追及に使われるのであれば、十分な情報収集はできません。また、責任追及につながる情報の提供を医療従事者等に強要することは人権侵害にもなりかねません。そこで医療安全の確保を目的とする制度では、WHOドラフトガイドラインが求めるように、非懲罰性と秘匿性が不可欠となります。

　前述のように、本制度の目的は医療安全の確保で、かつ、改正医療法、医療法施行規則、本通知のいずれにおいても、秘匿性（非識別性）を守ることが求められています。つまり、本制度は「学習のための制度」で、WHOドラフトガイドラインに準拠したものです。この趣旨をよく理解し、本制度が準拠するWHOドラフトガイドラインにのっとった解釈・運用をすべきです。

※2　医療安全における最大の目標は現在と将来における患者の安全の確保です。そして、組織事故に対する研究により、ヒューマンエラーによる事故に対しては、有害事象に対して処罰をもって対応しても効果はなく、むしろヒヤリ・ハット事例の情報も含めて多数の事例を収集し、原因分析を行い、再発防止策をとることが重要であるとのコンセンサスが専門家の間で得られています。このため、医療安全目的の情報収集では、必要な情報と意見を集めることが肝要で、かつ、医療安全目的で収集した情報が、責任追及に用いられないよう担保することが非常に重要です。

05 原則⑤：院内調査が中心で、かつ、地域ごと・病院ごとの特性に合わせて行うべきであること

ア 現場に即した院内調査が中心

　本制度は、院内調査が中心で、報告対象の判断から病院等の管理者の判断に委ねています。センターは、これを支援・補充する役割で、調査についても院内調査が先行し、センター調査は原則として院内調査の結果を検証するにとどめることが本通知でも明示されています。本制度は医療機関の自立性と自律性を重視するもので、第三者機関であるセンターは院内調査に優越するものではありません。

　院内調査は、医療安全の確保のために行うものですので、医療現場に密着し、各医療現場に即した調査をしなければなりません。そこで、医療機関は、自立性と自律性に基づき、原則として自力で調査を行うべきで、「中立性」の題目のもと、安易に外部に調査を丸ごと任せることがあってはなりません。従来も、第三者機関とされるモデル事業などで、適切とはいい難い調査が行われてきた経緯を踏まえて、外部に調査を委託すれば解決が得られるという幻想は捨てるべきです。

　医療は、各医療機関の中でそれぞれの医療従事者が現場に合わせ、さまざまな調整をしながら実施しているものです。このため、院内調査を行うにも、院内医療安全委員会で再発防止を行うにも、それぞれの現場での調整の状況を踏まえながら行うことにこそ意味があるのです。

イ 現場を見ない一般化・標準化をすべきでないこと

　医療機関ごとに規模や性質はさまざまなものがあり、調査にかけられる人員や時間、費用に差があり、とりうる対策もそれぞれです。このため、調査対象や調査方法については、各医療機関の現状を踏まえて行うべきで、一般化・標準化は不要です。実際に本制度では調査の手法も含めてそれぞれの医療機関に委ねられており（規則1条の10の4第1項柱書参照）、委員会の設置や外部の専門家の支援の要否も含めて個々のケースごとに医療機関がそれぞれ判断すべきです。本通知においても医療機関の体制・規模等に配慮することが必要とされています。

ウ 非懲罰性・秘匿性

　院内調査の結果は、遺族に十分説明すべきですが、報告書そのものを開示する改正医療法上の義務はなく、管理者が適切だと判断する方法によります。医療安全確保の目的で作成された報告書は、本来は、医療の改善のため、内部的に使用する目的で作られたもので、匿名化・非識別化が求められています（規則1条の10の4第2項柱書、同条3項）。また、医療安全確保のためには、ベストの医療を目指す観点から、調査の結果、問題点を指摘して改善策を立てることが求められます。しかし、遺族や社会の視点からはこれらの「問題点・改善策」が法的な過失を示すものだと誤解され、医療安全確保のための報告書が責任追及の目的で使用されることが残念ながら想定され、実際にそのような使用をされた例もあります。たとえ少数でも、そのような事態となれば医療安全確保と再発防止の仕組みは機能せず、むしろ医療の萎縮を招きます。前述のWHOドラフトガイドラインにあるように、非懲罰性・秘匿性の原則は必須で、関係した医療従事者の責任追及の結果をもたらさないよう秘密保持に留意しなければなりません。以上を踏まえて管理者は適切な方法で遺族に説明を行います。

　なお、院内規則についても、WHOドラフトガイドラインにのっとった内容にする必要があります。

エ センターの位置づけと守秘義務

　前述のようにセンターは院内調査に優越するものではありません。個々の医療機関ごとの事情を踏まえ、現場にそった形で調査をすることにこそ意味があるからです。それぞれの医療機関の現場の状況を体感していないセンターは、謙抑的に、補助的な役割を担うこととなっています。

　医学と同様、医療安全も科学であり、複数の異なる分析や見解があることこそが健全な状態です。また、本制度は、今までのモデル事業の経緯や、さまざまな事故調査報告書の実態を見ると、ややもすればセンターが医療安全の視点を逸脱し、一方的な見解の押しつけや医療従事者の責任追及を行うリスクがあることからも、センターは複数の民間機関とすべきです。

　センターの職員らには改正医療法第6条の21で刑罰をともなった守秘義務が課されていますが、これは上記の秘匿性を示すものというべきです。さらに、個別事例につき、警察その他行政機関への報告を行ってはな

らないと考えます。

（ちなみに、医師法 21 条の解釈に関しては、最高裁判決（平成 16 年 4 月 13 日判決、刑集 58 巻 4 号 247 頁）により確定しています。厚労省もようやく、死亡診断書記入マニュアル（※3）の法医学会ガイドライン参照文言を削除しましたが（※4）、さらに誤解の解消に努めるべきです）

06 原則⑥：本制度により医療崩壊を加速してはならないこと
（範囲を限定すべきこと）

ア 医療事故調査にかかるマンパワーと費用

医療事故調査制度として、平成 17 年度より『診療行為に関する死因究明のためのモデル事業』（以下「モデル事業」といいます）が実施されていました。年 20 件ほどの取り扱いで、報告書が出るまでに 1 件平均 10 カ月、1 件当たり 9 人の医師と 95 万円の費用がかかっています。現在もこの事業は日本医療安全調査機構に引き継がれていましたが、年 1 億 8000 万円もの予算をかけて、年間 20 例から 30 例の事例に対応していたに過ぎません（※5）。一方で、医療安全における具体的な効果は不明と言わざるを得ません。

本格的な事故調査を行う場合、一般的に①事実関係の確認、②問題点の抽出、③問題点についての議論と対策などが必要になります。場合によっては、①について解剖、関係したすべての医療従事者からの聞き取りと事実経過のまとめが必要になります。②と③につき院内・院外の各専門家を集め、2 時間程度の会議を何度も行う必要があります。そして、結論をまとめた報告書案を作成の上、誤ったところがないか、一方的な内容となっていないか、各医療従事者を含めて確認しなければなりません。各医療従事者を長時間拘束することが必要になり、多額の費用もかかり、これらの事務作業には専属の職員が複数名必要となります。院内死亡が年間 99 万人（平成 25 年）とも言われる現状で、このような調査を幅広く行うことは非現実的です。

特に、医療従事者の負担という意味では、ハイリスクな手術・検査・処

※3　http://www.mhlw.go.jp/toukei/manual/dl/manual_h27.pdf
※4　当然のことですが、厚生労働省も最高裁判決と同様の解釈です（田村憲久厚生労働大臣答弁、原徳壽医政局長答弁、田原克志医事課長発言、大坪寛子医療安全推進室長発言）。

置を行う診療科や院内死亡の確率の高い診療科（救命救急・ICU、外科、小児科、産婦人科、循環器内科、消化器内科、呼吸器内科、血液内科等）においては、医師数不足が著しく、過剰業務による医療崩壊がすでに起きています。もし本制度が漫然と広範に適用されれば、これらの診療科は、頻繁に医療事故調査の対象になることが考えられます。それは医療現場の負担をさらに増し、本来の業務である診療への悪影響は不可避で、患者へのリスクが増大します。

　また、そのような状況を見て、当該診療科を志望する医師が減少し、さらに医療崩壊が進むとの悪循環に陥る懸念も現実のものとして存在します。医療安全を目的とする制度で、このような結果は本末転倒だと言わざるを得ません。

　このことからも、本制度の対象は、範囲をごく限られたケースに限定し、膨大なマンパワーと費用をかけて行うべき事案に絞り込んで行うべきことは明らかです。

イ　既存の制度との重複
ⅰ　院内医療安全委員会

　医療安全確保のための既存の制度として、改正前医療法第6条の10（改正医療法においても第6条の12として、本制度とは別個のものとして維持されています。）を受けた医療法施行規則第1条の11第1項が医療機関の責務を定めています。

　具体的には、①『医療に係る安全管理のための委員会を開催すること』（医療法施行規則第1条の11第1項第2号。いわゆる院内医療安全委員会です。無床診療所は除きます。）、②『医療機関内における事故報告等の医療に係る安全の確保を目的とした改善のための方策を講ずること』（医療法施行規則第1条の11第1項第4号）が求められています。

　さらに詳細には、厚労省の通知（※6）において、①につき『重大な問題が発生した場合は、速やかに発生の原因を分析し、改善策の立案及び実施ならびに従業者への周知を図ること』とされ、②につき、効果的な再発防止策等を含む改善策の企画立案を行うこととされています。本制度は、これら既存のものとは別のものとして創設されました（条文上、改正医

※5「診療行為に関連した死亡の調査分析モデル事業これまでの総括と今後に向けての提言」
※6　平成19年3月30日付厚生労働省医政局長通知（医政発第0330010号）「良質な医療を提供する体制の確立を図るための医療法等の一部を改正する法律の一部の施行について」

療法第6条の12は「前二条に規定するもののほか」としています。)。(48ページ図を参照)

以上から、再発防止策は、死亡に至らないケースや、ヒヤリ・ハット事案も含めて、院内医療安全委員会などで多くの事例から、個々の医療機関の状況を踏まえながら慎重に検討すべきで、個々のケースから短絡的に無理に再発防止策を導き出そうとしてはなりません。

ⅱ ヒヤリハット・医療事故情報収集等事業

医療事故の情報を含めて広く収集し、再発防止に役立てようとする取り組みに関しては、既に医療法施行規則第12条が特定機能病院等について定めています。

そして、日本医療機能評価機構が、医療事故情報収集等事業を行っており、「医療機関等から幅広く事故等事案に関する情報を収集し、これらを総合的に分析した上で、その結果を医療機関等に広く情報提供していく」としています(ヒヤリ・ハット事例についての情報収集も含みます)※7。なお、医療事故情報収集等事業には、希望する医療機関は参加可能です(事業要綱第8条第1項第5号※8)。

このように、幅広い情報を集め、再発防止に生かそうとする試みは、既存の制度もあり、これらを活用すべきでしょう。なお、医療事故情報収集等事業がすでに収集した膨大な情報が、活かされてこなかったのは事実であり、現場への予算化を含め、早急な再検討が必要です。

ウ 報告対象が不明瞭で、広範囲の報告のおそれがあること

後述のように、本制度の報告の対象は、「医療に起因する疑い」や「予期しなかった」という抽象的な文言から、医療従事者の誤解を招くおそれがあり、「念のため」幅広い報告が行われる可能性があります。

院内死亡が年間99万人(平成25年)とも言われる現状で、このような幅広い報告がなされれば、各医療機関の業務は莫大なものとなり、医療従事者の本来業務に支障を来すことは明白です。最高裁判例が十分理解されていなかった経緯があるとはいえ、異状死体の届出件数を見れば、この懸念が現実のものであることは明らかです。

このことからも、本制度の報告対象は範囲を絞り込む必要があります。

※7 http://www.mhlw.go.jp/topics/bukyoku/isei/i-anzen/jiko/
※8 http://www.med-safe.jp/pdf/youkou_h22.pdf

エ 結論

　医療機関にとっては通常の診療を継続する中で本制度に対応することは、人的・物的に新たな負担が生じ、当然費用面での負担が生じる一方、特に費用的な側面でのサポートは全く予定されていません。医療機関、特に病院ではただでさえマンパワーが少なく、まずは本来業務である診療を最優先とすべきことから、本制度の対象は人的・物的コストをかけて分析すべき事案に限定すべきです。

　それ以外の事案については、本制度の外で、改正医療法第6条の12（改正前の医療法第6条の10）及びそれを受けた医療法施行規則第12条が求める「医療の安全を確保するための措置」も踏まえ、既存制度である医療事故情報収集等事業なども利用して対応すべきです。

02 報告対象について

> **改正医療法**
> 第6条の10 病院、診療所又は助産所（以下この章において「病院等」という。）の管理者は、医療事故（当該病院等に勤務する医療従事者が提供した医療に起因し、又は起因すると疑われる死亡又は死産であって、当該管理者が当該死亡又は死産を予期しなかったものとして厚生労働省令で定めるものをいう。以下この章において同じ。）が発生した場合には、厚生労働省令で定めるところにより、遅滞なく、当該医療事故の日時、場所及び状況その他厚生労働省令で定める事項を第6条の15第1項の医療事故調査・支援センターに報告しなければならない。

　改正医療法第6条の10第1項は、「医療事故」として、『当該病院等に勤務する医療従事者が提供した医療に起因し、又は起因すると疑われる死亡又は死産であって、当該管理者が当該死亡または死産を予期しなかったものとして厚生労働省令で定めるものをいう』としており、「医療事故」をセンターに報告する義務を課し、かつ同第6条の11第1項で「医療事故」につき必要な調査を行う義務を課していますが、報告・調査義務の対象はいかなるものでしょうか。

　『1．当ガイドラインの原則』で述べたように、報告の対象を適切に限定しなければ、医療崩壊を進行させ、医療安全がさらに脅かされる結果になりかねません。報告対象についてのポイントは、①㋐予期しなかった死亡であり（「予期しなかった死亡」要件）、かつ、①㋑提供した医療に起因し、又は起因すると疑われる死亡（「医療に起因する死亡」要件）の2つの要件を満たす場合に限ることです。また、②「過誤」類型が対象でなくなり、③単なる「管理」類型も対象ではなくなりました。

　当ガイドラインでは、「予期しなかった」「提供した医療に起因し、又は

起因すると疑われる」といった改正医療法の文言について解説するとともに、以下のように提言します。改正医療法及び本通知は「医療事故」に当たるかどうかの判断を管理者に委ねていますので、特に管理者の方は改正医療法と医療法施行規則（省令）、本通知をよく理解してください。

01 「予期しなかった」とは
（「予期しなかった死亡」要件）

医療法施行規則
　第1条の10の2　法第6条の10第1項に規定する厚生労働省令で定める死亡又は死産は、次の各号のいずれにも該当しないと管理者が認めたものとする。
一　病院等の管理者が、当該医療が提供される前に当該医療従事者等が当該医療の提供を受ける者又はその家族に対して当該死亡又は死産が予期されることを説明していたと認めたもの
二　病院等の管理者が、当該医療が提供される前に当該医療従事者等が当該死亡又は死産が予期されることを当該医療の提供を受ける者に係る診療録その他の文書等に記録していたと認めたもの
三　病院等の管理者が、当該医療を提供した医療従事者等からの事情の聴取及び第1条の11第1項第2号の委員会からの意見の聴取（当該委員会を開催している場合に限る。）を行った上で、当該医療が提供される前に当該医療従事者等が当該死亡又は死産を予期していたと認めたもの

本通知
　○ 左記（省令）の解釈を示す。
・省令第一号及び第二号に該当するものは、一般的な死亡の可能性についての説明や記録ではなく、当該患者個人の臨床経過等を踏まえて、当該死亡又は死産が起こりうることについての説明及び記録であることに留意すること。
・患者等に対し当該死亡又は死産が予期されていることを説明する際は、医療法第一条の四第二項の規定に基づき、適切な説明を行い、医療を受ける者の理解を得るよう努めること。

ア　要件の内容・判断の主体

　条文上、『管理者が当該死亡を予期しなかったもの』と明示されていますので、①管理者を基準に、②死亡することを、③予期しなかったことが必要です。

　①については、管理者を基準とすることが原則なのは当然ですが、通常、管理者自身は直接患者の診療にあたるわけではなく、その意味で個別の患者の死亡を具体的に予期することは、管理者自身が医療を行った場合を除いて、通常不可能です。また、管理者には各診療科の専門的知識が常にあるわけではありません。本制度では、管理者は現場医療従事者の考えをふまえて判断することとされ（規則第1条の10の2第1項各号）、本通知でも「当該医療事故に関わった医療従事者等から十分事情を聴取した上で、組織として判断する」ことが明示されました。

　すなわち、管理者と現場の医療従事者の双方が予期しなかった死亡、いわばその医療機関のみんなが、意外に思う死亡についてのみ「予期しなかった死亡」要件に該当すると判断することになります（23ページ表2でいうと、Ⅳのみが「予期しなかった死亡」要件に該当し、Ⅱは「予期しなかった死亡」要件に該当しません）。

　なお、遺族の要請は管理者の判断を左右するものではありません。

イ　予期の対象

　②については、死亡という結果そのものを予期しなかったかどうかが問題で、死因を予期しなかったかどうかは問題ではありません。つまり、予期の対象は、当該死亡の「医療起因性」ではなく、あくまでも当該患者の当該死亡又は死産そのものです。

ウ　予期の程度

　予期という言葉は、現行法や法律用語として頻繁に用いられる用語ではありませんので、明確な定義は困難ですが、緩やかな言葉ですので、予期の程度は具体的に予期する必要はなく、抽象的に予期していればよいものだと考えます。本通知においても、「臨床経過等を踏まえて、当該死亡又は死産が起こりうること」と表現されています。

　すなわち、本制度でいう「予期しなかった」とは、「まさか亡くなると

■ 表1 予期しなかった死亡と過誤

過誤＼予期	予期した	予期しなかった
過誤なし	1A ●合併症・副作用 ●原病の進行	2A ●通常想定しない合併症 ●原病の通常想定しない急激な進行
過誤あり	1B ●頻発する類型のエラー（誤薬等）	2B ●非常にまれな類型のエラー

※ 2A～Bは「予期しなかった死亡」要件に該当します。しかし、原病の進行や偶発症的な合併症は、医療起因性がない（本通知参照）ので、報告対象ではありません。
※ 1A～Bは「予期しなかった死亡」要件を満たさず、報告対象ではありません。

■ 表2 管理者と現場の予期の違い

現場の医療者＼管理者	予期した	予期しなかった
予期した	Ⅰ ●合併症 ●原病の進行	Ⅱ ●合併症（専門的知見） ●原病の進行（専門的知見）
予期しなかった	Ⅲ ●頻発する類型のエラー（誤薬等）	Ⅳ ●通常想定しないような死亡

※ Ⅳが「予期しなかった死亡」要件に該当します。
※ Ⅱについては報告対象とすべきではありません。本通知においても、「当該医療事故に関わった医療従事者等から十分事情を聴取した上で、組織として判断する」とされています。管理者と現場医療従事者がよく話し合って判断すべきです。

は思わなかった」という状況だといえます。

　また、本制度の報告対象となる「予期」は医療過誤の司法判断の要件である「予見」とも異なる概念です。本制度の「予期」とは、具体的な予見までは必要としておらず、事後的に見て、死亡は仮に稀だとしても、「あることはあるよね」というレベルで足りると考えられます。

　どのような手術の際にも、出血は「予期」していますから、事前の説明と同意では、出血のリスクは説明しますが、自己血保存は、手術によっては不要です。「予期」していたとは言えますが、法的な「予見可能性」はない例と言えます。

エ　規則の定める具体的内容

　なお、「予期」の文言だけでは不明確であるため、規則第1条の10の2第1項各号において、「予期しなかった死亡」要件に該当しない類型が列挙されました。また、本通知で「当該患者個人の臨床経過等を踏まえて、当該死亡又は死産が起こりうることについての説明及び記録」とされています。
具体的には、

ア　医療を提供する前に医療従事者等が患者又はその家族に対して当該死亡等が予期されることを説明していた場合（1号）

　手術、処置、投薬、検査、輸血等の前に、医師から患者もしくは家族に対して、「あなたの（患者の）臨床経過を踏まえると、この医療行為の後に死亡することもありえます」と説明した場合です。説明したことを明確にするため、カルテに記載しておきましょう。

　手術などの同意文書にも、単に感染、出血、血栓症が起こることがありますというだけでなく、「・・・によって生命に危険が及ぶこともありえます。」といった記載があった方が、この規定に当てはまりやすいかと思われます。

イ　医療を提供する前に医療従事者等が当該死亡等が予期されることを患者のカルテ等に記録していた場合（2号）

　手術、処置、投薬、検査、輸血等の前に、「患者の臨床経過を踏まえると、この医療行為の後に死亡することもあり得る」とカルテに記載した場合です。

ウ　管理者が、医療従事者等からの事情の聴取、医療安全管理委員会からの意見の聴取を行ったうえで、医療を提供する前に医療従事者等が当該死亡等を予期していたと認めた場合（3号）

　ウは、たとえば一人医師の無床診療所で医療安全管理委員会が存しない場合でも、適用されえます。もちろん、医療安全管理委員会を設置した方が望ましいといえます。

　救急搬送されて、説明も、カルテ記載を行う暇もなく、緊急手術を行ったが、合併症で死亡したような場合が該当しますが、合併症で死亡した場合、特に説明もカルテ記載もしていない場合も、本号に該当します。もちろん、当然説明しておくべき合併症を説明していない場合は、説明義務違反として過失とされる場合がありますが、センター報告の要件とは別ですので、このような場合は3号に該当し、センター報告の必要はありません。

オ　具体例

　およそ患者が死亡するリスクがあるとは考えていなかったにもかかわらず、予想外に患者が死亡した場合がこれに当たります。

　極めて低リスクの手術・処置・投薬（上記のように患者が死亡するリスクがおよそないもの）の後に患者が急変して死亡した場合などが考えられます。

　ただし、この際には後述の「医療に起因する死亡」要件該当性があるかどうかは別途判断する必要がある点をよく注意してください。両要件を満たした場合に初めて報告対象となります。

02　「提供した医療に起因し、又は起因すると疑われるもの」とは
（「医療に起因する死亡」要件）

本通知
　医療に起因し、又は起因すると疑われるもの
○「医療」に含まれるものは制度の対象であり、「医療」の範囲に含まれるものとして、手術、処置、投薬 及びそれに準じる医療行為（検

査、医療機器の使用、医療上の管理など) が考えられる。
○施設管理等の「医療」に含まれない単なる管理は制度の対象とならない。
○医療機関の管理者が判断するものであり、ガイドラインでは判断の支援のための考え方を示す。
※参照:「医療に起因する (疑いを含む)」死亡又は死産の考え方

本通知
「医療に起因する (疑いを含む)」死亡又は死産の考え方
※あくまで「参照」です
「当該病院等に勤務する医療従事者が提供した医療に起因し、又は起因すると疑われる死亡又は死産であって、当該管理者が当該死亡又は死産を予期しなかったもの」を、医療事故として管理者が報告する。

ア 判断の主体
「医療に起因する死亡」要件の該当性判断をするのは、もっぱら管理者です。

イ「提供した医療」とは
「提供した医療に起因する」とは、手術、処置、投薬、検査、輸血等の積極的医療行為を提供した場合を主に指します。
　規則第1条の10の2第1項各号 (特に1号2号) は明らかに積極的医療行為を想定した条文であること、本通知において、「手術、処置、投薬及びそれに準じる医療行為」とされていること、本通知参照表でも原病の進行は「医療に起因する死亡」要件に該当しないとされていることが理由です。

ウ「医療に起因する死亡」要件に該当しない例
「提供した医療に起因する」に「該当しない」ものとしては以下のものがあります。医療起因性への該当の判断は、疾患の特性・専門性や、医療機関における医療提供体制の特性・専門性によって異なります。
①管理 (火災、地震や落雷等の天災等) (なお、医療上の管理は、積極的医療行為と一体となる管理が典型的です)。

■「医療に起因する（疑いを含む）」死亡又は死産の考え方

「医療」（下記に示したもの）に起因し、又は起因すると疑われる死亡又は死産（①）	①に含まれない死亡又は死産（②）
●診察 　徴候、症状に関連するもの ●検査等（経過観察を含む） 　検体検査に関連するもの 　生体検査に関連するもの 　診断穿刺・検体採取に関連するもの 　画像検査に関連するもの ●治療（経過観察を含む） 　投薬・注射（輸血含む）に関連するもの 　リハビリテーションに関連するもの 　処置に関連するもの 　手術（分娩含む）に関連するもの 　麻酔に関連するもの 　放射線治療に関連するもの 　医療機器の使用に関連するもの ●その他 以下のような事案については、管理者が医療に起因し、又は起因すると疑われるものと判断した場合 　療養に関連するもの 　転倒・転落に関連するもの 　誤嚥に関連するもの 　患者の隔離・身体的拘束・身体抑制に関連するもの	左記以外のもの ＜具体例＞ ●施設管理に関連するもの 　火災等に関連するもの 　地震や落雷等、天災によるもの 　その他 ●併発症 （提供した医療に関連のない、偶発的に生じた疾患） ●原病の進行 ●自殺（本人の意図によるもの） ●その他 　院内で発生した殺人・傷害致死、等

※　医療の項目には全ての医療従事者が提供する医療が含まれる。
※　①、②への該当性は、疾患や医療機関における医療提供体制の特性・専門性によって異なる。

②医療以外の原因（原病の進行、別疾患の進行、自殺、患者自身の危険行動、犯罪行為等）。
③妊婦健診で通院継続中の死産は、原則として「医療に起因する死亡」要件に該当しません。
④転倒・転落、誤嚥、隔離・身体拘束・身体抑制、褥瘡、食事・入浴サービスなどについては、それ自体は「医療」に当たりませんので、通常「医療に起因する死亡」要件に該当しません。しかし、投薬等、他の医療行為（特に積極的医療行為）が介在して死亡を起因したと管理者が判断した場合には「医療に起因する死亡」要件に該当します。

エ 複数の原因が死亡に影響する場合の判断

　複数の原因が死亡に影響（原因が競合）している場合には、複数の原因のうち、医療行為が死亡に与えた影響が50％を超えると考えられる場合に、「医療に起因する死亡」要件該当性が認められます。従って、「原因不明」は報告対象にはなりません。

　裁判では、因果関係の証明は、検察官や原告側の立証責任がありますが、その程度は刑事裁判では99％程度、民事裁判でも80％程度の心証とされています。本制度は「疑い」についても対象としていますので、少なくとも50％程度の心証が対象と考えるべきでしょう。

　とりわけ医学的な分析では、死亡に影響した原因は同時に多数が存在することが当然ですが、これらの中に「医療行為」があれば常に「医療に起因する死亡」要件に該当することとなると、この要件はほぼ常に成立することとなり、無意味となります。このため、少なくとも50％を超えて「医療行為」が死亡に影響を与えた場合に「医療に起因する死亡」要件を充足すると考えるべきです。

オ 死因の候補が複数ある場合

　死亡の原因として複数の可能性・候補がある場合には、複数の可能性のうち、医療行為が死亡の原因である可能性が50％を超えると考えられる場合に「医療に起因する死亡」要件該当性が認められます。

　時間的な指標は直接的な関係はありませんが、たとえば積極的な医療行為を行った直後の死亡であれば、積極的医療行為が原因である可能性を増

す要素です。
　医学的な分析では、死亡の原因を確定することは不可能で、多数の原因の可能性が常に存在します。これらの可能性・候補の中に「医療行為」があれば常に「医療に起因する死亡」要件に該当することとなると、この要件はほぼ常に成立することとなり、無意味となります。このため、少なくとも、「医療行為」が死亡の原因である可能性が50％を超える場合に「医療に起因する死亡」要件を充足すると考えるべきです。

カ　死因への医療行為の直接的・近接的・医学的関連性
　また、本制度は学習を目的とした医療事故調査制度ですから、風が吹けば桶屋が儲かる式の条件関係や、死亡の時期が医療事故と離れているような場合には、調査対象とするには無意味です。
　従って、医療行為が間接的に死亡につながったような場合は対象外ですし、転倒後長期間を経て、その後褥瘡ができて何度か感染症を起こし、あるとき敗血症に進展して死亡したような場合は報告の対象にするべきではありません。
　そして、因果関係については医学的検討によって判断するべきで、当該医療行為によって、結果発生についての寄与エビデンスが存在するものに限るべきです。すなわち、採血をしたら急に心停止が起こった場合、予期しない事故でしょうが、医学的に医療との因果関係はないと思われるので、時間的に医療行為に近接していますが、直接性も医学的関連性もないので報告対象にはなりません。本制度は、原因不明の死亡を調査する制度ではなく、医療に起因した死亡について医学的な検討を行う制度ですので、医師が集まって相談して、何が原因かわからないような死亡は対象にはなりません。

キ　医療提供の主体
　医療を提供する医療従事者は、すべての医療従事者が該当し得ます。どのような医療を提供したか、という点で「医療に起因する死亡」要件該当の有無を判断してください。

ク 具体例

- 手術直後の死亡で、手術自体が原因である可能性が50％以上（原疾患、年齢等が競合する中）
- 内視鏡処置後の死亡で、切除部位からの出血など、処置が原因である可能性が50％以上
- 輸血直後の死亡で、輸血の不適合によるなど、輸血が原因である可能性が50％以上
- 造影検査で造影剤によるアナフィラキシーショックで死亡
- 人工呼吸器使用中に、人工呼吸器が停止したことによる死亡

など

　ただし、この際には前述の「予期しなかった死亡」要件該当性があるかどうかは別途判断する必要がある点をよく注意してください。両要件を満たした場合に初めて報告対象となります。

03 法律文言の推移
（「過誤」類型・「管理」類型は削除されたこと）

ア「過誤」類型は削除されたこと

　改正医療法の旧案である「大綱案」の条文では、報告の類型として、①「誤った医療行為による死亡」と、②「予期しなかった死亡」の２つを挙げていました。

■大綱案

	予期した	予期しなかった
過誤あり		
過誤なし	×	

■改正医療法

	予期した	予期しなかった
過誤あり	×	
過誤なし	×	

しかし、「過誤」を報告の要件とすることは法曹界・医療界からの批判が根強く、医療安全の確保を目的とする改正医療法では、①の類型の文言は明確に削除され、②の類型である「予期しなかった死亡」類型のみになりました。改正医療法では、「過誤」「過失」に触れた文言は全くありません。
　つまり、①の類型は本制度の対象から除かれ、②類型のみが本制度の対象となったことが法律文言の推移から明らかです。

イ 単なる「管理」類型は削除されたこと

　当初、社会保障審議会資料に記載されているように、②類型につき、「医療行為」に起因するもののほかに、「管理」に起因するものも対象とされていましたが、最終的に成立した法律では、「管理」に起因するとの文言は除かれています（※9）。また、医療法施行規則第9条の23第1項第2号イ及びロでは「行った医療又は管理に起因した」死亡との文言で規定されていることと対比すると、明白に異なります。本通知においても、「『医療』に含まれない単なる管理は制度の対象とならない」とされています。
　このように、法律文言の推移と他の法文との対比から、単なる「管理」に起因する死亡は本制度の対象から除かれ、「医療行為」に起因する死亡のみが本制度の対象となったことが明らかです。

■社保審資料

	予期した	予期しなかった
管理	×	
医療行為	×	

■改正医療法

	予期した	予期しなかった
管理	×	×
医療行為	×	

※9　第35回社会保障審議会資料、議事録参照
http://www.mhlw.go.jp/file/05-Shingikai-12601000-Seisakutoukatsukan-Sanjikanshitsu_Shakaihoshoutantou/0000028974.pdf
http://www.mhlw.go.jp/stf/shingi/0000038800.html

04 「過誤」「過失」は報告要件ではない

ア 条文上「予期しなかった死亡」「医療起因性」のみが要件

　前述したように、法律制定の経緯で、「過誤」類型は法律文言から削除され、「予期しなかった死亡」要件と、「医療に起因する死亡」要件の双方を満たすもののみが報告の対象となっています。改正医療法の文言上、「過誤」「過失」に触れた部分はどこにもありません。

　そこで、条文に忠実に、「予期しなかった死亡」「医療起因性」のみを検討すべきです。表1（23ページ）で示すと、2A～Bが「予期しなかった死亡」要件を満たし、1A～Bはいずれも「予期しなかった死亡」要件を満たさず、報告対象外です。

　なお、「検討会取りまとめ」においても、「過誤の有無は問わない」ことが明記されています。

イ 予期した「過誤・過失」とは

　予期したかどうかと、過誤・過失は全く別で、過誤・過失がある事例でも立場により、状況により予期していたことは十分あります。

　いかに医療安全のための対策をとっても、医療事故をゼロにできないことは医療安全の専門家の間で周知の事実です。ハインリッヒの法則からも、ヒヤリ・ハット事例を含めて、一定数の報告があれば、医療事故が起きることは予期されます。本制度で予期の主体は管理者ですが、特に組織としての医療機関を見る立場にある管理者は、一定の確率で起こる過誤、比較的頻回に報告されている過誤（ヒヤリ・ハットを含む）により医療事故が発生することは予期しています。

ウ 単純過誤事例は、本制度外で対応すべき

　管理者の予期した過誤の典型例は、薬剤の取り違えなどの単純過誤事例です。これら単純過誤は、表1（23ページ）では1Bにあたり、法律の文言から、本制度での報告対象には当たりません。

　実質的にもこれらの事例は、本制度の対象とするべきではなく、医療事故情報収集等事業のような既存の制度を活用し、医療機関自身が対応すべき問題です。

もちろん、これらの単純過誤事案も、起こらないようにするシステムを構築していくことは重要なことです。われわれは、これらを放置しろと言っているのではありません。

　これら単純過誤事例については、残念ながら昔から多くの医療機関で一定の頻度で発生しています。このため、ヒヤリ・ハット事例を含めて、既存の医療事故情報収集等事業において既に多数の情報収集がされていますが、十分に再発防止ができているとは言えません。

　従って、類型的な単純過誤は、今回の調査制度で、個別の案件を詳細に検討するよりも、既存の収集事業の結果を分析して、医薬品や機材の表示などに早急に反映させる段階に来ていると思われます。特に、明白な過誤事件は、本調査制度に基づいてセンターに事故報告しても、刑事罰や民事の責任追及を抑止する手立てが全くとられていないことから、有益な事情聴取が行われがたいことも想定され、適切なケースとは言いがたいと思われます。

　なお、過誤による死亡をセンターに報告しないのは隠蔽(いんぺい)ではないかとの疑問もあると思いますが、当ガイドラインでは、原則①で述べたように、本制度外で遺族への説明をしっかり行うべきとしており、隠蔽ではありません。

05 死産について

> **本通知**
> ・死産については「医療に起因し、又は起因すると疑われる、妊娠中または分娩中の手術、処置、投薬及びそれに準じる医療行為により発生した死産であって、当該管理者が当該死産を予期しなかったもの」を管理者が判断する。
> ・人口動態統計の分類における「人工死産」は対象としない。

　死産については、基本的に死亡の場合と同様です。上述の解説を参考にしてください。「妊娠中または分娩中」の「医療行為」が対象となることに留意ください。なお、前述のように、妊婦健診で通院継続中の死産は、原則として「医療に起因する死亡」要件に該当しないと考えます。

06 医療事故の判断プロセス

> **改正医療法**
> 第6条の11
> 3 医療事故調査等支援団体は、前項の規定により支援を求められたときは、医療事故調査に必要な支援を行うものとする。
> 第6条の16
> 医療事故調査・支援センターは、次に掲げる業務を行うものとする。
> 五 医療事故調査の実施に関する相談に応じ、必要な情報の提供及び支援を行うこと。
>
> **本通知**
> ・管理者が判断するに当たっては、当該医療事故に関わった医療従事者等から十分事情を聴取した上で、組織として判断する。
> ・管理者が判断する上での支援として、センター及び支援団体は医療機関からの相談に応じられる体制を設ける。
> ・管理者から相談を受けたセンター又は支援団体は、記録を残す際等、秘匿性を担保すること。

ア 組織的判断の要請

「予期しなかった死亡」要件及び「医療に起因する死亡」要件の該当性判断については、管理者は現場医療従事者の考えをふまえて判断することとされ（規則第1条の10の2第1項各号）、本通知でも「当該医療事故に関わった医療従事者等から十分事情を聴取した上で、組織として判断する」ことが明示されました。①管理者が判断権者であり、センターは管理者から相談を受けた際に支援するもので、かつ、②医療従事者も含め、組織として判断することとされています。

イ「医療事故」の報告を行うのは管理者のみ

　改正医療法では、「医療事故」に該当するかどうかの判断と報告（発生報告）は、医療機関の管理者のみが行うことと定められています。

　遺族が「医療事故」としてセンターに報告する仕組みとはなっておらず、このことは厚労省のQ&Aでも明示されています。

07 報告対象についての提言

　以下のように、報告対象を標準化することは困難で、かつ弊害もありますが、報告対象が不明瞭なため、過度に広範な報告となるおそれもあります。報告対象に該当するかどうかは、管理者が判断権者であることは改正医療法で明示され、特に「医療に起因する死亡」要件については疾患や医療機関における医療提供体制の特性・専門性によって異なることが既に本通知で明示されていますが、臨床現場の参考として、以下の提言を行います。

　まず、安易な標準化は困難で弊害もあることに注意が必要で、大原則は個々の医療現場に即して判断することが重要です。

　なぜなら個別患者の症状、医療従事者の知識・技術・経験、医療従事者と管理者の位置関係、病院の規模・経営主体・体制など状況が異なります。医療安全は、個々の現場の実情に応じて推進することが肝要で、標準化すると現場との間に齟齬が生じてしまいます。

　対象事案を決定する手続きについても、改正医療法及びこれを受けた本通知でも明らかなように、当該管理者や病院等の自律的な運営に任せるべきであり、センターは、事案決定プロセスに対しては不介入の立場をとるべきです。

　さらに、本制度の規定からはセンターへの報告対象にならないようなケースであっても、医療機関独自に医療事故調査委員会等を開いて、合議にて原因分析等を行うことを、本制度は一切否定していません。必要に応じて、センターに報告することなく、調査を行って、再発防止を試みたり、原因の究明を行うことは以前から各医療機関で行われてきたことですが、本制度が始まったからといって、今までの事故調査をやめる必要はないですし、院内の事故調査委員会を開くからとセンターに報告する必要も一切ありません。

03 医療機関から センターへの発生報告

01 医療機関からセンターへの報告方法

> **医療法施行規則**
> 第1条の10の2
> 2 法第6条の10第1項の規定による医療事故調査・支援センターへの報告は次のいずれかの方法により行うものとする。
> 一 書面を提出する方法
> 二 医療事故調査・支援センターの使用に係る電子計算機と報告をする者の使用に係る電子計算機とを電気通信回線で接続した電子情報処理組織を使用する方法
> **本通知**
> ○以下のうち、適切な方法を選択して報告する。
> ・書面
> ・Web上のシステム

　本制度で、医療機関からセンターへの最初の事故報告は重要な意味を持っています。センターへの報告によって、医療機関は院内調査義務（改正医療法第6条の11第1項）や、センターへの調査報告書提出義務（改正医療法第6条の11第4項、医療法施行規則第1条の10の4第2項柱書）、センターの遺族の要請に基づく再調査（改正医療法第6条の17第1項）などの各法的効果が生じます。このような重要な効果が生ずることを念頭に置いて、最初の事故報告を行うべきかは慎重に判断するべきですし、いったん報告しても、実際は医療事故の定義に入らないと管理者が考え直した場合や、報告を行うことが適切ではないと管理者が考えた場合には、いったん行った事故報告を取り消すことができると考えるべきです。
　本制度の最初の事故報告の要件は、あくまで管理者が医療事故と判断した場合ですから、少なくとも事後的に医療事故ではないと判断した場合は、センターの負担を軽減するためにも報告の取消しを行うべきです。

02 医療機関からセンターへの報告事項

法律で定められた事項
・日時／場所
・医療事故の状況

医療法施行規則
第1条の10の2
　3　法第6条の10第1項に規定する厚生労働省令で定める事項は、次のとおりとする。
一　病院等の名称、所在地、管理者の氏名及び連絡先
二　医療事故（法第6条の10第1項に規定する医療事故を言う。以下同じ。）に係る医療の提供を受けた者に関する性別、年齢その他の情報
三　医療事故調査（法第6条の11第1項に規定する医療事故調査を言う。以下同じ。）の実施計画の概要
四　前各号に掲げるもののほか、当該医療事故に関し管理者が必要と認めた情報

本通知
センターへの報告事項について
〇以下の事項を報告する
・日時／場所／診療科
・医療事故の状況
・疾患名／臨床経過等
・報告時点で把握している範囲
・調査により変わることがあることが前提であり、その時点で不明な事項については不明と記載する。
・連絡先
・医療機関名／所在地／管理者の氏名
・患者情報（性別／年齢等）
・調査計画と今後の予定
・その他管理者が必要と認めた情報

発生報告の際には、調査開始前であることから、事実関係についても不明確な事情が多いのが通常で、のちの調査によって異なった事実であったと判明することも少なくありません。
　また、「遅滞なく」報告をすべきことからも、発生報告の時点での報告事項の記載については、最小限のもので足ります。確実に確認できている事実をごく簡単に記載するようにしましょう。

03 医療機関からセンターへの報告期限

> **本通知**
> ○個別の事案や事情等により、医療事故の判断に要する時間が異なることから具体的な期限は設けず、「遅滞なく」報告とする。
> ※なお、「遅滞なく」とは、正当な理由無く漫然と遅延することは認められないという趣旨であり、当該事例ごとにできる限りすみやかに報告することが求められるもの。

　患者が死亡した場合に報告対象であるかどうかを判断するには、「予期しなかった」「医療に起因する死亡」要件の双方に該当するかどうかの調査と判断が必要です。
　そして、医療機関の性質によっても、判断に要する期間は異なってきます。このため、改正医療法、規則、本通知のいずれでも報告期限は特に設けられませんでした。
　改正医療法第6条の10第1項において「遅滞なく」とされていることから、1カ月以内を目安に判断してください。なお、調査・判断により、報告対象に当たると判断がついた場合には、判断がついた時点でセンターに発生報告を行ってください。

04 医療機関から遺族への発生報告時説明

01 遺族の範囲

> **医療法施行規則**
> 第1条の10の3
> 1 法第6条の10第2項に規定する厚生労働省令で定める者は、当該医療事故に係る死産した胎児の祖父母とする。
>
> **本通知**
> ○「遺族」の範囲について
> 同様に遺族の範囲を法令で定めないこととしている他法令（死体解剖保存法など）の例にならうこととする。
> ○「死産した胎児」の遺族については、当該医療事故により死産した胎児の父母、祖父母とする。
> ○遺族側で遺族の代表者を定めてもらい、遺族への説明等の手続はその代表者に対して行う。

　重要なポイントは、本通知において、遺族の代表者を定めることとなり、遺族への説明等の手続きは代表者に対して行えばよいとなったことです。窓口を定めるよう遺族に要請し、遺族が決めた、窓口となる代表者（通常はいわゆるキーパーソンでしょう）に対して説明等を行いましょう。
　死産についての遺族の範囲は、胎児の父母及び祖父母となっています。死亡についての遺族の範囲については、明示はされませんでしたが、基本的に、死産の場合と同様に、死産以外の死亡についても、遺族とは法定相続人（配偶者と子のケースが多く、親、兄弟姉妹の場合もあります）に限定されるべきでしょう。事故調査の結果、患者自身が告知していなくても、調査の結果、亡くなった患者の生前のプライバシーなどが文書化されることもあり、範囲は限定的に考えるべきです。それ以外の方が、報告を

受けることを期待するような事情がある場合は法定相続人から情報を入手しうることが容易でしょうし、万一そうでないなら、遺族とそのような方との間の紛争に医療機関が巻き込まれることになりかねません。

02 遺族への説明事項

医療法施行規則
第1条の10の3
2　法第6条の10第2項に規定する厚生労働省令で定める事項は、次のとおりとする。
一　医療事故が発生した日時、場所及びその状況
二　医療事故調査の実施計画の概要
三　医療事故調査に関する制度の概要
四　医療事故調査の実施に当たり解剖又は死亡時画像診断（磁気共鳴画像診断装置その他の画像による診断を行うための装置を用いて、死体の内部を撮影して死亡の原因を診断することをいう。次条第五号においても同じ。）を行う必要がある場合には、その同意の取得に関する事項

本通知
遺族への説明事項について
○遺族へは、「センターへの報告事項」の内容を遺族にわかりやすく説明する。
○遺族へは、以下の事項を説明する。
医療事故の日時、場所、状況
日時／場所／診療科
医療事故の状況
疾患名／臨床経過等
報告時点で把握している範囲
調査により変わることがあることが前提であり、その時点で不明な事項については不明と説明する。

```
・制度の概要
・院内事故調査の実施計画
・解剖又は死亡時画像診断（Ai）が必要な場合の解剖又は死亡時画像
　診断（Ai）の具体的実施内容などの同意取得のための事項
・血液等の検体保存が必要な場合の説明
```

ア 遺族への事前説明

　事前説明の内容は、センターへの報告事項を説明しますが、特に発生報告の時点では事実関係も不明もしくは不確実な部分が多いことから、不明もしくは不詳の部分についてはそのように説明するべきです。

　解剖の承諾については、当該管理者が解剖を必要と判断した時は、病理解剖の担当機関、場所、遺族が負担すべき費用の額を示して、遺族の承諾を得るよう努めます。ただし、遺族の一部が異議を述べた時は、病理解剖を実施してはなりません。

イ 説明項目

以下の4項目が説明項目です。
①死亡等の日時、場所及びその状況
②院内調査の実施計画の概要
③医療事故調査に関する制度の概要
④院内調査に当たり解剖・Aiの同意に関する説明

ウ 匿名化・非識別化

　院内調査のセンター及び遺族への報告の際に匿名化のみならず非識別化が求められていること（規則第1条の10の4第2項柱書、第3項）から、事前説明においても、当然匿名化・非識別化が必要です。

　管理者は、現場医療者など関係者について「匿名化」しなければなりません。ここでいう「匿名化」とは、非特定化だけでは足りず、非識別化したもの（「他の情報」との照合によっても医療従事者が識別できないようにする必要があります）でなければなりません。例えば、遺族が医療従事者と直接接触しており、報告書から容易に誰のことかがわかるような場合は、省令に記載した非識別化ができていないことになります。

05 院内調査の方法

改正医療法
第6条の11
　病院等の管理者は、医療事故が発生した場合には、厚生労働省令で定めるところにより、速やかにその原因を明らかにするために必要な調査（以下この章において「医療事故調査」という。）を行わなければならない。

医療法施行規則
第1条の10の4
1　病院等の管理者は、法第6条の11第1項の規定により医療事故調査を行うに当たつては、次に掲げる事項について、当該医療事故調査を適切に行うために必要な範囲内で選択し、それらの事項に関し、当該医療事故の原因を明らかにするために、情報の収集及び整理を行うものとする。
一　診療録その他の診療に関する記録の確認
二　当該医療事故に係る医療を提供した医療従事者からの事情の聴取
三　前号に規定する者以外の関係者からの事情の聴取
四　当該医療事故に係る死亡した者又は死産した胎児の解剖
五　当該医療事故に係る死亡した者又は死産した胎児の死亡時画像診断
六　当該医療事故に係る医療の提供に使用された医薬品、医療機器、設備その他の物の確認
七　当該医療事故に係る死亡した者又は死産した胎児に関する血液又は尿
その他の物についての検査
2　病院等の管理者は、法第6条の11第4項の規定による報告を行うに当たつては、次に掲げる事項を記載し、当該医療事故に係る医療従事者等の識別（他の情報との照合による識別を含む。次項において同じ。）ができないように加工した報告書を提出しなければならない。
一　当該医療事故が発生した日時、場所及び診療科名

二 病院等の名称、所在地、管理者の氏名及び連絡先
三 当該医療事故に係る医療を受けた者に関する性別、年齢その他の情報
四 医療事故調査の項目、手法及び結果

本通知
医療事故調査の方法等
○ 本制度の目的は医療安全の確保であり、個人の責任を追及するためのものではないこと。
○ 調査の対象者については当該医療従事者を除外しないこと。
○ 調査項目については、以下の中から必要な範囲内で選択し、それらの事項に関し、情報の収集、整理を行うものとする。
※調査の過程において可能な限り匿名性の確保に配慮すること。
・診療録その他の診療に関する記録の確認
例）カルテ、画像、検査結果等
・当該医療従事者のヒアリング
※ヒアリング結果は内部資料として取り扱い、開示しないこと（法的強制力がある場合を除く。）とし、その旨をヒアリング対象者に伝える。
・その他の関係者からのヒアリング
※遺族からのヒアリングが必要な場合があることも考慮する。
・医薬品、医療機器、設備等の確認
・解剖又は死亡時画像診断（Ai）については解剖又は死亡時画像診断（Ai）の実施前にどの程度死亡の原因を医学的に判断できているか、遺族の同意の有無、解剖又は死亡時画像診断（Ai）の実施により得られると見込まれる情報の重要性などを考慮して実施の有無を判断する。
・血液、尿等の検体の分析・保存の必要性を考慮
○ 医療事故調査は医療事故の原因を明らかにするために行うものであること。
※原因も結果も明確な、誤薬等の単純な事例であっても、調査項目を省略せずに丁寧な調査を行うことが重要であること。
○ 調査の結果、必ずしも原因が明らかになるとは限らないことに留意すること。
○ 再発防止は可能な限り調査の中で検討することが望ましいが、必ずしも再発防止策が得られるとは限らないことに留意すること。

改正医療法第6条の11第1項は、『病院等の管理者は、医療事故が発生した場合には、厚生労働省令で定めるところにより、速やかにその原因を明らかにするために必要な調査（以下この章において「医療事故調査」という。）を行わなければならない。』としており、「医療事故」につき「原因を明らかにする」ための調査を行う義務を課していますが、必要な調査とはいかなるものでしょうか。

　『1．当ガイドラインの原則』で述べたように、本制度は医療安全の確保が目的で、医療機関ごとの性格にあわせ自律的な調査を行うべきです。

　院内調査の方法についてのポイントは、①医療安全確保の視点から行い、過誤の有無に着目したものであってはならないこと、②管理者が施設の実情とケースに応じて調査項目や調査主体を決めること、③調査項目・調査主体はさまざまなバリエーションがあり、画一化すべきでないことです。

　なお、報告書の要否や報告書・調査資料の扱いを含め、非懲罰性と秘匿性については重要な問題であるため別項で扱います。

　当ガイドラインでは、以下のように提言します。

01 調査の目的は医療安全の確保であること

　原則③で示しましたが、本制度は医療安全の確保が目的で、紛争解決・責任追及は目的ではありません。条文上も、調査は「原因を明らかにする」ために行うとしていますので、医療安全の確保のために調査を行うことに注意する必要があります。

　繰り返しになりますが、ヒューマンエラーによる事故に対しては、処罰をもって対応しても効果はなく、幅広く医療事故・ニアミス事例の情報を収集し、原因分析を行い、医療安全委員会で実行可能かつ実効性のある再発防止策をとることが重要で、しかも、医療安全目的で収集した情報が、責任追及に用いられないよう担保することが必須です。

　しかし、上記のような考え方は、国民や行政機関に十分理解されているというにはほど遠い状況で、原因分析と再発防止といった調査の結果が、院内や院外からの責任追及に利用されるリスクが高いことに注意が必要です。残念ながらこれまでにも院内での調査結果が医療従事者の責任追及に使われた事例は枚挙にいとまがありません。

事故調査がこのような結果をもたらすのであれば、熱心に原因分析と再発防止を行う誠実な医療従事者が選択的に処罰されるという、きわめて理不尽な事態に至ることを意味し、本制度は全く機能しないものとなるでしょう。
　以上から、本制度での調査は医療安全の確保を目的とすることに常に留意する必要があります。そして、過誤や過失の有無に着目したものであってはなりません。過誤や過失の有無に言及するのは、紛争解決・責任追及のための調査です。

02 施設ごとに事案に応じて行うべきこと

　原則⑤で示したように、各医療現場に即して、現場に密着した形で院内調査を行うべきですが、医療機関の規模によって、職員の数や専門職の種類には大きな差があり、調査にかけられる人員の数や時間も大きく異なります。また、事案によって必要な調査の項目や、調査をどの程度詳細に行うかという程度が異なります。
　そして、原則⑥で示しましたが、本制度により医療現場の負担を増やし、医療崩壊を加速することがあってはなりません。
　以上から、管理者は、施設ごとの事情を考慮し、かつ、事案の内容に応じて必要な調査項目と、調査主体、調査の詳細さを決定すべきです。実際に本制度では、「調査を適切に行うために必要な範囲内で選択」することとされています（規則第1条の10の4第1項柱書）。

03 院内での通常の医療安全対策は
　　別途これまでどおり行う

　原則⑥のイ（17ページ以降）で述べたように、医療安全のための院内での既存制度として、一部の医療機関では医療事故情報収集等事業に参加することが義務付けられ、また多くの医療機関において、医療安全確保のため、医療に係る安全管理のための委員会（いわゆる院内医療安全委員会）の開催、医療機関内における事故報告等の医療に係る安全の確保を目的とした改善のための方策を講ずることが求められています（医療法施行

規則第 1 条の 11 第 1 項第 2 号、4 号)。

　院内での通常の医療安全対策は、既存のこの制度に基づく常設の院内医療安全委員会において再発防止策を検討し、必要に応じて医療事故情報収集等事業を活用します (48 ページ図参照)。

　本制度に基づく調査は、アドホックの院内医療事故調査委員会において行いますが、ここで得られた結果についても、再発防止策の検討については、常設の院内医療安全委員会での検討を行います (48 ページ図参照)。

04 院内調査についての提言

　前記のように、院内調査の方法については、各施設ごと、事案ごとに決定すべきですが、目安として、以下のような調査方法を提示します。

ア 調査項目
① 臨床経過
　客観的な事実関係を以下の方法を含めて確認します。
・カルテ、画像、検査結果等を確認します。記録については、誤記・脱漏がないか否かをチェックし、誤記・脱漏があった場合は、訂正・補正等の追加記載をし、記載した担当者、日付を必ず記入します。
・当該事故の関係者のヒアリングは必ず行います。その際には関係者の責任追及の結果をもたらさないよう、秘密保持に特に留意します。本通知においても、ヒアリング結果については特に「ヒアリング結果は内部資料として取り扱い、開示しないこと。(法的強制力がある場合を除く。)」とし、その旨をヒアリング対象者に伝える」とされています。
・解剖・Ai (死後画像撮影) については、解剖前にどの程度死亡の原因を医学的に判断できているか、遺族の同意の有無、解剖・Ai 実施により得られると見込まれる情報の重要性などを考慮して実施の有無を判断します。
② 原因分析
　死亡に至った理由を分析します。医療安全確保のための分析であるため、可能性のある複数の原因を列挙することが重要で、特定の理由に絞り込む必要や、理由の中での可能性の多寡を記載する必要まではありません。

＊再発防止策

　当該医療機関の人的物的資源の条件を踏まえて、当該事案から実行可能かつ実効性のある再発防止策を立てることは容易ではありません（本通知においても、「必ずしも再発防止策が得られるとは限らないことに留意すること」と述べられています）。この点については、前述のように、院内医療安全委員会等で検討しますが、無理に再発防止策を立ててはいけません。

イ 調査期間

　まず、医療事故の発生を知った場合、医療事故が予期しなかったものかどうか現場の意見を踏まえて検討し、必要があれば1カ月をめどにセンターに報告します（「発生報告」といいます。）。

　また、報告後の調査については、あまり期間が経過すると当事者の記憶が薄れるなど、調査自体が困難になりますので、3カ月程度以内に調査を終えて報告する（「調査結果報告」といいます。）ことを目安とします。なお、遺族との間で紛争が生じた場合などは、管理者の判断で調査を中断することができるものとします。

　ただし、解剖が必要な事例では、解剖結果が調査の前提となりますので、解剖結果が出るまでの期間は上記の調査期間からは除くべきでしょう。

ウ 調査主体

　各医療機関ごとに、事案の内容に応じて調査を行うメンバーを選びます。医療事故に関わった当事者を調査主体から除外する必要はありません。医療安全目的でのレベルの高い調査を行うためには非懲罰性と秘匿性の確保こそが重要であることはWHOドラフトガイドラインが推奨するところで、医療安全の分野の確立した考え方です。

　本制度は医療安全目的で行うもので、紛争解決・責任追及を目的とするものではありませんし、医療現場に即した調査が必要です。さもなければ、医師が1名の診療所では院内調査を実施することが不可能になってしまい、まかり間違えば調査の名のもとに外部者による責任追及が推し進められることになりかねません。

エ 調査進捗報告

院内調査を中心となって行っている者は、当該管理者に必要に応じて調査の進捗・管理報告を行うものとします。上記の期間（3 カ月）の目安のうちに調査が終了しない可能性が生じた場合や、解剖結果報告書作成に多くの時間を要している場合には、管理者は、既に報告をしたセンターもしくは支援団体、及び遺族に対して、調査終了が遅延する旨を報告するよう努めます。

オ 医療従事者の人権保護

院内調査により、医療従事者の法的責任や説明責任に及ぶおそれが予想される場合は、管理者はあらかじめ当該医療従事者に対してその権利（憲法 38 条 1 項―何人も、自己に不利益な供述を強要されない。）を告げなければなりません。

■ 再発防止策の検討・対策の流れ

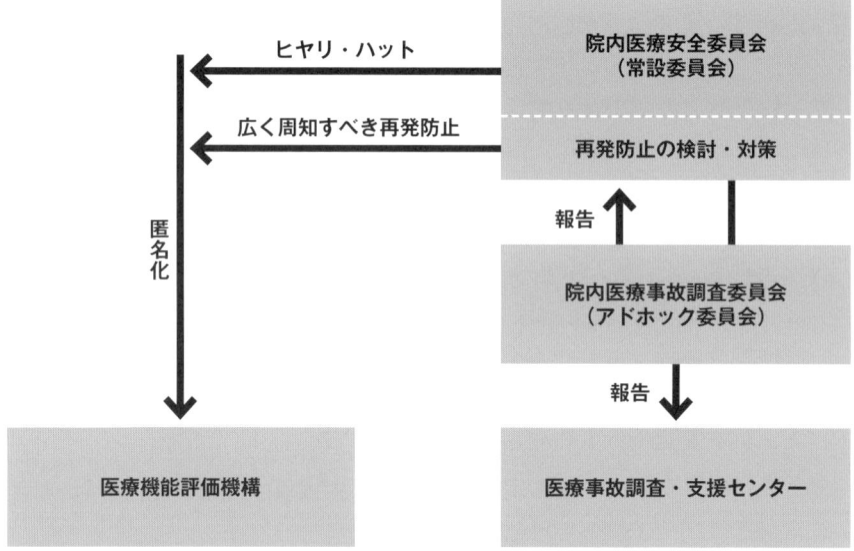

```
                                    ┌──────────────────┐
       ヒヤリ・ハット                │ 院内医療安全委員会 │
    ←───────────────────────────────│  （常設委員会）   │
                                    ├──────────────────┤
    広く周知すべき再発防止           │                   │
    ←───────────────────────────────│ 再発防止の検討・対策│
                                    └──────────────────┘
  匿                                         ↑ 報告
  名                                  ┌──────────────────┐
  化                                  │ 院内医療事故調査委員会│
                                      │ （アドホック委員会） │
                                      └──────────────────┘
                                              ↓ 報告
    ┌──────────────┐                ┌──────────────────┐
    │ 医療機能評価機構 │                │ 医療事故調査・支援センター │
    └──────────────┘                └──────────────────┘
```

＊院内医療事故調査委員会から院内医療安全委員会への報告は医療法施行規則・厚労省医政局長通知に基づくものです（17P 参照）

- 再発防止策は、上部機関である常設の院内医療安全委員会で検討。実行可能なものから、順次改善を行う。
- 広く周知すべき再発防止策については、匿名化した上で、他のヒヤリ・ハット事例とともに医療機能評価機構などに報告するシステムが望ましい。

06 院内調査結果のセンター及び遺族への報告
（非懲罰性・非識別性）

改正医療法
第6条の11
4 病院等の管理者は、医療事故調査を終了したときは、厚生労働省令で定めるところにより、遅滞なく、その結果を第6条の15第1項の医療事故調査・支援センターに報告しなければならない。

医療法施行規則
第1条の10の4
2 病院等の管理者は、法第6条の11第4項の規定による報告を行うに当たっては、次に掲げる事項を記載し、当該医療事故に係る医療従事者等の識別（他の情報との照合による識別を含む。次項において同じ。）ができないように加工した報告書を提出しなければならない。
一 当該医療事故が発生した日時、場所及び診療科名
二 病院等の名称、所在地、管理者の氏名及び連絡先
三 当該医療事故に係る医療を受けた者に関する性別、年齢その他の情報
四 医療事故調査の項目、手法及び結果
3 法第6条の11第5項の厚生労働省令で定める事項は、前項各号に掲げる事項（当該医療事故に係る医療従事者等の識別ができないようにしたものに限る。）とする。

本通知
センターへの報告方法について
○ 医療事故調査・支援センターへの報告は、次のいずれかの方法によって行うものとする。
・書面又はWeb上のシステム
センターへの報告事項・報告方法について

○ 本制度の目的は医療安全の確保であり、個人の責任を追及するためのものではないことを、報告書冒頭に記載する。
○ 報告書はセンターへの提出及び遺族への説明を目的としたものであることを記載することは差し支えないが、それ以外の用途に用いる可能性については、あらかじめ当該医療従事者へ教示することが適当である。
○ センターへは以下の事項を報告する。
・日時／場所／診療科
・医療機関名／所在地／連絡先
・医療機関の管理者の氏名
・患者情報（性別／年齢等）
・医療事故調査の項目、手法及び結果
. 調査の概要（調査項目、調査の手法）
. 臨床経過（客観的事実の経過）
. 原因を明らかにするための調査の結果
※必ずしも原因が明らかになるとは限らないことに留意すること。
. 調査において再発防止策の検討を行った場合、管理者が講ずる再発防止策については記載する。
. 当該医療従事者や遺族が報告書の内容について意見がある場合等は、その旨を記載すること。
○ 医療上の有害事象に関する他の報告制度についても留意すること。
（別紙）①医薬品・医療機器等安全性情報報告制度、②予防接種法に基づく副反応報告制度、③医療事故情報収集等事業、④薬局ヒヤリ・ハット事例収集・分析事業、⑤消費者安全調査委員会への申出
○ 当該医療従事者等の関係者について匿名化する。
○ 医療機関が報告する医療事故調査の結果に院内調査の内部資料は含まない。

改正医療法第6条の11第4項では、『病院等の管理者は、医療事故調査を終了したときは、厚生労働省令で定めるところにより、遅滞なく、その結果を医療事故調査・支援センターに報告しなければならない』とし、

『病院等の管理者は、前項の規定による報告をするに当たつては、あらかじめ、遺族に対し、厚生労働省令で定める事項を説明しなければならない。』として調査結果についての説明を求めています。

　各医療機関は、院内調査を行った場合にどのように調査結果報告書を作成し、どのように取り扱うべきでしょうか。調査結果報告書についてのポイントは、①記載する内容は第一に客観的事実を記載すべきこと、②調査結果報告書は匿名化・非識別化しなければならないこと（※10）、③内部資料は区別し、秘匿性を保持すべきことです。

　また、遺族に対する説明については、口頭又は書面もしくはその双方の適切な方法で行うこととなりました。遺族への説明に際しても、非識別化を含む匿名化が義務です（※11）。

※10 本通知11頁の「省令」の項では、「匿名化する」との記載のみですが、実際の省令（医療法施行規則）では非識別化が義務となっています。
※11 本通知12頁の「省令」の項では、「匿名化する」との記載のみですが、実際の省令（医療法施行規則）では非識別化が義務となっています。

01 センターへの調査結果報告が中心とされていること

　本制度は医療安全の確保を目的とするものですので、院内での検討を行い、センターに情報を集めることで医療安全確保の目的は達成され、遺族に対する説明は医療の一環としてされるものです（原則①）。

　センターには客観的な事実の結果を報告します。センターにおいては、既存の制度と連携しつつ、多数の類似事例に対してヒューマンエラーの専門家を交えた分析を行い、再発防止策を検討すべきです。

02 センターへの調査結果報告書

ア 医療安全目的の内容とすべきこと

　調査結果報告書は、医療安全の目的で作成されるものですが、患者・社会からは、その内容が紛争解決・責任追及について述べるものだとの誤解を受けるおそれが強く、過去の事例においても医療安全目的の調査結果報告書が責任追及を誘発することが再三ありました。

　このため、調査報告書には、冒頭で、責任追及の視点では使用するもの

ではなく、医療安全の視点から事後的な視点や、当時の医療機関のレベルを前提としたものとも限らない理想論的な記載が含まれることも注記しておくべきです。

　報告書はあくまでも、もっぱら医療安全の確保の観点から医療安全に必要な事項に絞って、専門的・医学的にできる限り正確に記載しなければなりません。例えば、法的な過失の有無の認定は医療安全に必要な事項ではありません。また、医学的機序についても、遺族から断定することを求められたとしても、可能性の領域にとどまるものはあくまでも可能性のレベルであると記載しておかなければなりません。

　なお、報告事項については、不明な点は不明のまま、調査の結果分かった範囲で報告すべきで、センターは医療機関の報告を受領します（センターが求めた事項を報告する仕組みではないことに注意が必要です）。

イ　具体的な記載内容

　まず、冒頭に「本制度の目的は医療安全の確保であり、個人の責任を追及するためのものではないこと」を記載します（本通知）。

　また、通知の要請事項として、上記の各項目を記載します。

　原則として診療経過の客観的な事実調査の結果を第一に記載します。原因分析について記載する場合は、断定をせず、可能性のある原因を複数記載することとします。再発防止策については、その策定は容易でないこと、責任追及の誘発事例もあったことなどを考慮して慎重に検討すべきです。本来は、常設の院内医療安全委員会で多くの事例をもとに横断的に検討すべき事項であり、医療事故調査報告書には記載しません（なお、実際に管理者が講じる再発防止策については記載することとなっていますが、医療従事者の個人責任追及等の結果をもたらすことがないよう、慎重な考慮が必要ですし、当然、非識別化・匿名化の確保が必要です）。

　また、調査結果報告書の内容については、事故に関与した医療従事者に対し、事前に告知してその確認を求め、その意見を調査結果報告書に記載しなければなりません。なお、センターもしくは遺族への事前確認は不要です。

03 調査報告書での非識別性の確保

ア 匿名化・非識別化

　医療安全確保の目的での情報収集には、個々の医療機関や医療従事者の個別情報は不要です。このため、センターに調査結果報告書を提出し、もしくは情報提供を行う場合には、匿名化のみならず「非識別化」（規則第1条の10の4第2項柱書）という非常に厳格な秘匿化処理をした上で情報提供を行うものとします。

　すなわち、院内の医療事故調査結果報告書の記載情報は、医療従事者に関しては特定（ある情報が誰の情報であるかがわかること）のものであってはならないことはもちろん、識別（ある情報が誰か一人の情報であることがわかること、つまり、ある情報が誰の情報であるかがわかるかは別にして、ある人の情報と別の人の情報を区別できること）可能なものであってもなりません。

　なお、非識別化をするためには、他の情報との照合によっても識別できないものでなければなりません。「他の情報」とは、センターが入手しうる全ての情報（たとえば、医療機関ホームページや、診療録等の診療に関する記録その他のセンターに提出することがありうる資料、遺族からセンターが聴取しうる説明や提出を受けうる資料）を含みます。

　このような厳格な秘匿化の条文が置かれたのは、本制度がWHOドラフトガイドラインの求める趣旨を高いレベルで実現しようとしているものということができます。

　このような医療安全確保のための報告書を、刑事捜査の資料、民事訴訟の証拠、社会への公表資料として用いられることは、できる限り避けなければなりません。しかし、これらのいずれかの用途に用いられてしまう可能性がある場合は、管理者はあらかじめ当該医療従事者へ教示する必要があります。

イ 第三者への非開示

　本制度は医療安全の確保が目的ですので、第三者に対して個別事例についての公表（ホームページへの掲載、記者会見等）は必要ありません。

　調査結果報告書は、裁判所・検察庁・警察署・厚生労働省・地方自治体

などの行政機関その他一切の公的機関、その他のいかなる者に対しても、開示できないものとします。なお、それ以外の資料はもちろん、調査結果報告書も、民事訴訟・行政事件訴訟・刑事訴訟・行政処分の証拠とすることができないし、これを公表することもできないものとします。これらの秘匿性については、各病院が院内規則で定めを設けて掲示すべきと考えます。関係者には、厳密な守秘義務を課すべきです。

ウ 強く保護すべき資料

　医療安全目的での分析には、率直な意見交換と、個人の責任追及がされないことをシステムとして担保することが必須です。このため、調査結果報告書には結論部分を記載し、院内での意見交換の内容など、検討の前提となる内部資料については、強い保護が必要で、一切外部に開示すべきではありません。このような資料を開示すれば、率直な意見交換や十分な情報収集ができなくなり、医療安全確保の目的が全く達成できなくなるからです。過去の裁判例でも、これらの資料は秘匿性が保護されています。

　具体的には、医療従事者からの聞取り記録・委員会等の議事録・内部検討のための意見書などを開示してはなりません。これらの資料が内部資料であることは、院内規定でも明確に規定しておきましょう。

文書提出命令に関する裁判例
①事情聴取部分（さいたま地裁平成15年3月25日決定、東京高裁平成15年7月15日決定）：当事者からの事情聴取を記載した部分につき文書提出義務を否定しました。
②第三者の意見書（東京高裁平成23年5月17日決定）：組織内での検討のために依頼した院外の医師の意見書につき、文書提出義務を否定しました。
＊国公立病院と私立病院の提出義務についての扱いは実質的に同様です。

04 遺族に対する調査後の説明

改正医療法
第6条の11
5　病院等の管理者は、前項の規定による報告をするに当たっては、あらかじめ、遺族に対し、厚生労働省令で定める事項を説明しなければならない。ただし、遺族がないとき、又は遺族の所在が不明であるときは、この限りでない。

医療法施行規則
第1条の10の4
2　病院等の管理者は、法第6条の11第4項の規定による報告を行うに当たつては、次に掲げる事項を記載し、当該医療事故に係る医療従事者等の識別（他の情報との照合による識別を含む。次項において同じ。）ができないように加工した報告書を提出しなければならない。
一　当該医療事故が発生した日時、場所及び診療科名
二　病院等の名称、所在地、管理者の氏名及び連絡先
三　当該医療事故に係る医療を受けた者に関する性別、年齢その他の情報
四　医療事故調査の項目、手法及び結果
3　法第6条の11第5項の厚生労働省令で定める事項は、前項各号に掲げる事項(当該医療事故に係る医療従事者等の識別ができないようにしたものに限る。)とする。

本通知
遺族への説明方法について
○　遺族への説明については、口頭（説明内容をカルテに記載）又は書面（報告書又は説明用の資料）若しくはその双方の適切な方法により行う。
○　調査の目的・結果について、遺族が希望する方法で説明するよう努めなければならない。
遺族への説明事項について
○　左記の内容を示す。
○　現場医療者など関係者について匿名化する。

ア 説明内容

　当該病院等の管理者は、遺族（その代表者）に対して、診療経過の客観的な事実など、センターへの報告内容を説明します。

イ 説明方法

　当該病院等の管理者は、諸事情に鑑みて適切と考える方法で、口頭または書面にて説明します。

　遺族への説明については、遺族の関心事・疑問点・思いなどとずれが生じていることも多く、遺族の医学的知識が医療従事者とは大きくかい離していることも多いので、報告書そのものの交付が必ずしも適切でない場合が多くあります。

　「遺族が希望する方法」が本当は何なのかは、遺族が説明を欲している意見・質問・疑問などの関心事・疑問点・思いといった内容に対応させて、できるだけ客観的に、管理者は真に適切な方法を判断するべく努めなければなりません。

　また、院内での調査委員の間に見解の対立があったり、断定できずに可能性の領域にとどまるものが多くて遺族に誤解を与えかねなかったり、当該医療従事者が異論を述べていたりする場合など、そのまま「報告書」を交付することが適切でないことも多くあります。あくまでも努力義務となっているのはこのような理由などもあるので、果たして本当に「報告書」の交付が適切であるかどうかは、管理者は慎重に判断しなければなりません。

　たとえば、法的な過失の有無に対する見解を求められていても「報告書」に記載して交付してはなりません。また、医学的機序について、たとえば誤薬のゆえの死亡であったことの断定を求められても、それが可能性の領域にとどまるものならば、遺族の要求に迎合するような断定の記述をしてはなりません。

　これらのようにずれやかい離が生じそうな場合は、WHOドラフトガイドラインで言うところの「学習目的の」報告書の交付は適切ではありません。

　そこで、管理者は、諸般の状況から判断して、口頭での説明又は説明用の資料を活用します。口頭（説明内容をカルテに記載）又は書面（報告書

又は説明用の資料）もしくはその双方のいかなる方法が適切かは、管理者がその裁量によって総合的に判断します。

ウ 遺族へ渡す書類（記載様式等）
. 口頭にて説明の場合
　口頭で説明した内容をカルテに記載し、遺族の申請があればそのカルテを開示します。
. 書面にて説明の場合
　書面は、院内調査結果報告書自体であるか、院内調査結果報告書の趣旨を踏まえて病院等の管理者が新たに作成した文書であるか、を問いません。

07 院内事故調査の支援体制について
（支援団体と支援内容）

改正医療法
第6条の11
2 病院等の管理者は、医学医術に関する学術団体その他の厚生労働大臣が定める団体（法人でない団体にあっては、代表者又は管理人の定めのあるものに限る。次項及び第6条の22において「医療事故調査等支援団体」という。）に対し、医療事故調査を行うために必要な支援を求めるものとする。
3 医療事故調査等支援団体は、前項の規定により支援を求められたときは、医療事故調査に必要な支援を行うものとする。
第6条の16
医療事故調査・支援センターは、次に掲げる業務を行うものとする。
五 医療事故調査の実施に関する相談に応じ、必要な情報の提供及び支援を行うこと。

告示
支援団体について
◯支援団体は別途告示で定める。

本通知
支援団体について
◯ 医療機関の判断により、必要な支援を支援団体に求めるものとする。
◯ 支援団体となる団体の事務所等の既存の枠組みを活用した上で団体間で連携して、支援窓口や担当者を一元化することを目指す。
◯ その際、ある程度広域でも連携がとれるような体制構築を目指す。
◯ 解剖・死亡時画像診断については専用の施設・医師の確保が必要であり、サポートが必要である。

改正医療法第6条の11第2項は、『病院等の管理者は、医学医術に関する学術団体その他の厚生労働大臣が定める団体（法人でない団体にあつては、代表者又は管理人の定めのあるものに限る。次項及び第6条の22において「医療事故調査等支援団体」という。）に対し、医療事故調査を行うために必要な支援を求めるものとする。』と定めていますが、どのような場合にどのような支援を求めることができるのでしょうか。

　『05 院内調査の方法』で述べたように、本制度は医療安全の確保が目的で、医療機関ごとの性格にあわせ自律的な調査を行うべきで、調査内容も各医療機関に委ねられますが、解剖やAiの実施、安全学の専門家など、各医療機関独自には確保が困難な場合がありますので、医療安全目的での調査に必要な専門家のサポート体制の確保を費用面も含めて行うことが必要です。

　院内調査の支援についてのポイントは、①原則として医療事故の生じた医療機関で調査を完結できるよう努力をし、安易に外部の専門家に丸ごと依頼しないこと、②医療安全目的での調査のうち、各医療機関で確保が困難なもの（解剖及びAiの実施、安全学の専門家など）については各医療機関からの要請に応じてサポートできる体制を確保する必要があることです。

　当ガイドラインでは、以下のように提言します。

01 院内での調査完結を原則とすべきこと

　原則⑤より、医療安全目的での調査は、院内調査が中心で、医療現場に密着し、医療機関ごとの特性に合わせて行うべきです。また、原則⑥より、調査が医療現場に過剰な負担をかけないよう配慮しながら、事案に応じた調査をすることも必要です。このため、どのような調査が必要かの判断は各医療機関で行うべきです。

　また、調査の実施についても、できる限り当該病院等のスタッフで調査を完結できるよう努めます。自立性と自律性の原則に鑑み、安易に、第三者の専門家に丸ごと依頼するようなことは避けなければなりません。

02 多様なサポート体制確保の必要があること

ア 解剖・Ai

　前記のように院内での調査完結が原則ですが、医療機関の規模もさまざまなものがあり、特に中小規模の医療機関においては、必要と判断した調査が独自には実施できないこともあり得ますので、このサポート体制の確保が必要です。特に解剖の実施については専用の施設と専門の医師の確保が必要ですので、大規模病院を中心に地域ごとにサポート体制を確保する必要があります。

　Aiについても、同様のサポート体制が必要です。

　解剖の実施は事案によっては調査の上で非常に重要な役割を果たしますが、解剖の実施施設と専門の医師は限られていますし、解剖の実施には少なくない費用が発生します。必要な場合に必要な調査を行うためにも、制度として解剖実施施設の確保に努め、解剖等の費用を負担すべきです。各医療機関や、解剖実施施設が負担すべきものではありません。

イ ニーズに応じた多様な支援団体

　専門家の支援を求める場合、管理者は、自らの医療機関の性質に応じ、かつ当該事案に適した専門家を求めるよう努めなければなりません。

　そして、あくまで本制度は学習のための制度ですので、法の趣旨からして、第三者は医療機関と無関係な者である必要性は一切ありません。

　もし、外部委員を入れる場合も、地域性、専門性、規模など医療機関ごとの性質の多様性を考慮し、医療機関の自主性を尊重すべきですから、医療機関が、多様な支援団体から選択できるようにする必要があります。

　なお、本制度は責任追及のためのものではなく、過誤や過失についての判断は必要ないばかりか、紛争解決・責任追及を招き有害ですので、法律家の参加は必要ありません。

08 センター指定について

改正医療法
第 6 条の 15
厚生労働大臣は、医療事故調査を行うこと及び医療事故が発生した病院等の管理者が行う医療事故調査への支援を行うことにより医療の安全の確保に資することを目的とする一般社団法人又は一般財団法人であつて、次条に規定する業務を適切かつ確実に行うことができると認められるものを、その申請により、医療事故調査・支援センターとして指定することができる。
2 厚生労働大臣は、前項の規定による指定をしたときは、当該医療事故調査・支援センターの名称、住所及び事務所の所在地を公示しなければならない。
3 医療事故調査・支援センターは、その名称、住所又は事務所の所在地を変更しようとするときは、あらかじめ、その旨を厚生労働大臣に届け出なければならない。
4 厚生労働大臣は、前項の規定による届出があつたときは、当該届出に係る事項を公示しなければならない。
第 6 条の 27
この節に規定するもののほか、医療事故調査・支援センターに関し必要な事項は、厚生労働省令で定める。

医療法施行規則
第 1 条の 13 の 2
1 法第 6 条の 15 第 1 項の規定により医療事故調査・支援センターの指定を受けようとする者は、次に掲げる事項を記載した申請書を厚生労働大臣に提出しなければならない。
一 名称及び住所並びに代表者の氏名
二 調査等業務を行おうとする主たる事務所の名称及び所在地

三 調査等業務を開始しようとする年月日
2 前項の申請書には、次に掲げる書類を添付しなければならない。
一 定款又は寄附行為及び登記事項証明書
二 申請者が次条各号の規定に該当しないことを説明した書類
三 役員の氏名及び経歴を記載した書類
四 調査等業務の実施に関する計画
五 調査等業務以外の業務を行つている場合には、その業務の種類及び概要を記載した書類

第1条の13の3
次のいずれかに該当する者は、法第6条の15第1項の指定を受けることができない。
一 法又は法に基づく命令に違反し、罰金以上の刑に処せられ、その執行を終わり、又は執行を受けることがなくなつた日から二年を経過しない者
二 法第6条の26第1項の規定により法第6条の15第1項の指定を取り消され、その取消しの日から二年を経過しない者
三 役員のうちに前二号のいずれかに該当する者がある者

第1条の13の4
厚生労働大臣は、法第6条の15第1項の指定の申請があつた場合においては、その請が次の各号のいずれにも適合していると認めるときでなければ、同条の指定をしてはならない。
一 営利を目的とするものでないこと。
二 調査等業務を行うことを当該法人の目的の一部としていること。
三 調査等業務を全国的に行う能力を有し、かつ、十分な活動実績を有すること。
四 調査等業務を全国的に、及び適確かつ円滑に実施するために必要な経理的基礎を有すること。
五 調査等業務の実施について利害関係を有しないこと。
六 調査等業務以外の業務を行つているときは、その業務を行うことに

よつて調査等業務の運営が不公正になるおそれがないこと。
七 役員の構成が調査等業務の公正な運営に支障を及ぼすおそれがないものであること。
八 調査等業務について専門的知識又は識見を有する委員により構成される委員会を有すること。
九 前号に規定する委員が調査等業務の実施について利害関係を有しないこと。
十 公平かつ適正な調査等業務を行うことができる手続を定めていること。

09 センター業務について

> **改正医療法**
> 第 6 条の 16
> 医療事故調査・支援センターは、次に掲げる業務を行うものとする。
> 一 第 6 条の 11 第 4 項の規定による報告により収集した情報の整理及び分析を行うこと。
> 二 第 6 条の 11 第 4 項の規定による報告をした病院等の管理者に対し、前号の情報の整理及び分析の結果の報告を行うこと。
>
> **本通知**
> 報告された院内事故調査結果の整理・分析、医療機関への分析結果の報告について
> ○ 報告された事例の匿名化・一般化を行い、データベース化、類型化するなどして類似事例を集積し、共通点・類似点を調べ、傾向や優先順位を勘案する。
> ○ 個別事例についての報告ではなく、集積した情報に対する分析に基づき、一般化・普遍化した報告をすること。
> ○ 医療機関の体制・規模等に配慮した再発防止策の検討を行うこと。

　改正医療法第 6 条の 16 はセンターの業務につき定めていますが、その業務内容はそれぞれどのようなものでしょうか。

　センター業務についてのポイントは、①院内調査が中心であって、センターはそのサポートをする立場で、院内調査に優越するものでは決してなく、かつ制度開始による医療機関の負担の重さを考慮すると、センターではなく各医療機関に人的物的資源を配分すべきこと、②本制度の適用となるのは各医療機関の管理者がセンターに発生報告をした場合に限ること、③各医療機関の性質ごとの違いを踏まえ、集積した情報に基づき、個別的ではなく、実行可能かつ実効性ある再発防止策の提案に努めるべきことです。

01 センターの位置づけ

　繰り返し述べているところですが、本制度は院内調査を中心とするもので、センター調査は決して院内調査に優越するものではありません。そして、センター調査もあくまで本制度の目的である医療安全の確保を目的とし、院内調査結果に不服であった場合の紛争解決を目的としているものではないことに注意が必要です。
　また、各医療機関の人的物的資源は限られ、本制度の開始により各医療機関の負担は相当重いものになりうること、センターは既存制度の機能と重複することを考慮すると、人的物的資源は、センターではなく、できるだけ各医療機関に重点的に配分すべきで、センターの業務は限定したものにすべきです。

02 院内調査結果報告の整理及び分析とその結果の医療機関への報告

　改正医療法第6条の16第1号は、『収集した情報の整理及び分析』をすることとし、同2号で『前号の情報の整理及び分析の結果の報告を行うこと』としています。

ア 整理・分析

　報告された事例の匿名化・一般化を行い、データベース化、類型化するなどして類似事例を集積し、共通点・類似点を調べ、傾向性と優先度を計ります。
　当該病院等の実情に応じた自主性・自律性を尊重し、院内調査結果報告書の充足度については、形式的整理と文面の検証にとどめます。院内調査内容介入にあたる相談・確認は控えなければなりません。

イ 整理・分析結果の報告

　ここでの医療機関への報告は、「収集した情報の整理及び分析の結果」を伝えるものであることに注意が必要です。すなわち、個別事例についての報告ではなく、集積した情報に対する分析に基づき、一般化・普遍化し

た報告をします。

　集積されていて優先度の高い類型の事故につき実行可能かつ実効性のある普遍的な再発防止策を立てることができた場合、当該病院等その他の医療機関に提案します。

　ただし、医療機関の規模や性質により実行可能性は異なります。センターは、上記の普遍的な再発防止策を提案する場合、それぞれの医療機関が、それぞれの体制・規模等に合わせて選択できるよう、少なくとも医療機関の規模に合わせた複数の再発防止策を提案しなければなりません。

　また、センターは、各医療機関がこれらの提案が自施設に適合するか判断をする際に重要な情報を提供する必要があります。具体的には、再発防止策を取る場合に必要な人的物的コスト、再発防止策の有効性、再発防止策を取らない場合にどのようなリスクがどのような確率で生じるかといった、リスクベネフィットについての情報提供が望ましいと考えられます。

　なお、当該病院等の実情にそぐわない再発防止策の提案は、当該病院等や医療従事者に対する名誉毀損や業務妨害の結果を招く恐れがあることに留意し、細心の注意を払わなければなりません。

ウ　個別の調査結果を公表すべきでないこと

　医療機関が実施した調査結果や、センターが医療機関や遺族からの依頼に基づき実施した調査結果を、センターが公表することは規定されていません。よって、医療事故の個別事例の公表も行うべきではありません。

エ　通報の禁止

　センターから行政機関への報告や警察への通報をするべきではありません。そのような根拠となる規定がないばかりか、医療安全の確保という本制度の目的に反し、センターが負う守秘義務にも違反するものだからです。

03 センター調査に係る事項

改正医療法
第6条の17
医療事故調査・支援センターは、医療事故が発生した病院等の管理者又は遺族から、当該医療事故について調査の依頼があつたときは、必要な調査を行うことができる。
2 医療事故調査・支援センターは、前項の調査について必要があると認めるときは、同項の管理者に対し、文書若しくは口頭による説明を求め、又は資料の提出その他必要な協力を求めることができる。
3 第1項の管理者は、医療事故調査・支援センターから前項の規定による求めがあつたときは、これを拒んではならない。
4 医療事故調査・支援センターは、第1項の管理者が第2項の規定による求めを拒んだときは、その旨を公表することができる。

本通知
センター調査の依頼について
○ 医療事故が発生した医療機関の管理者又は遺族は、医療機関の管理者が医療事故としてセンターに報告した事案については、センターに対して調査の依頼ができる。
○ 院内事故調査終了後にセンターが調査する場合は、院内調査の検証が中心となるが、必要に応じてセンターから調査の協力を求められることがあるので病院等の管理者は協力すること。
○ 院内事故調査終了前にセンターが調査する場合は院内調査の進捗状況等を確認するなど、医療機関と連携し、早期に院内事故調査の結果が得られることが見込まれる場合には、院内事故調査の結果を受けてその検証を行うこと。各医療機関においては院内事故調査を着実に行うとともに、必要に応じてセンターから連絡や調査の協力を求められることがあるので病院等の管理者は協力すること。
○ センター調査（・検証）は、「医療機関が行う調査の方法」で示した項目について行う。その際、当該病院等の状況等を考慮して行うこと。
○ センターは医療機関に協力を求める際は、調査に必要かつ合理的な範囲で協力依頼を行うこととする。

ア センター調査開始は管理者の発生報告が必須

　条文の順序からしても、センター調査が「医療事故」を前提としていることからも、また立法過程での厚労省による説明からも、改正医療法第6条の17の規定は、医療機関の管理者からセンターへの発生報告がされたことが前提となっています。
　なお、センター調査の依頼は、遺族または当該医療従事者もしくは当該病院等の申出に基づき当該病院等に一元化して行うこととします。期限は、院内調査結果の遺族への説明があった日から1カ月以内とします。

イ 管理者または遺族らによるセンター調査の依頼

・院内調査実施中
　院内調査を実施している最中は、発生報告から1年以内は、遺族はセンター調査を依頼することができないものとします。本制度は当該病院等の自主性・自律性に基づく院内調査を中心とするものだからです。ただし、発生報告から1年を超えて、合理的な理由なく院内調査が終了しない場合、遺族はセンター調査を依頼することができます。　なお、センターと医療機関が連携して調査を行う仕組みは本制度上ありません。

・院内調査終了後
　遺族が「当該病院等を信用できない」ことや「院内調査の結果に納得がいかない」ことを理由とする場合には、既に紛争状態にあるため、センター調査を依頼することができません。センターも、このような依頼を受託してはなりません。本制度は、医療安全の確保を目的とするもので、紛争解決や責任追及の目的ではないからです。

ウ センター調査の内容

　センター調査は、院内調査が適切な手続きで行われたか否かを検証することに重点をおいて行うべきで、問題がある時には原則として院内調査の補充またはやり直しを行うべきとの結論を出すべきです。したがって、自ら新たな調査を一から行うのは、院内調査結果に重大で明らかな誤りがあって、かつ、当該病院等自身ではやり直しが著しく困難であると当該病院等自身から申し出があったという特段の事情が存在する場合に限られるべきです。

エ 医療機関からの資料提供

　院内調査実施中で発生報告から1年以内は、センターからの調査協力の求めに対して、病院等の管理者はこれを正当な理由を示して拒むことが望まれます（そもそもこの場合センターは調査協力を求める必要がありません）。また、発生報告からやむをえず1年を超えて院内調査を実施している場合も、調査協力の求めを拒むことができます。

　センターは、調査に必要な合理的な範囲の追加情報提供の依頼をすることができるものとします。なお、医療安全確保のための仕組みであることに鑑み、関係者のヒアリング情報その他の医療安全活動資料は、当該病院等からセンターへ提供しないものとします。

オ センターの調査内容・結果

・記載事項

　調査結果報告書には、診療経過の客観的な事実記載の検証結果を第一に記載します。原因分析については「個人の責任追及を行うものではないことに留意」し、再発防止策については「個人の責任追及とならないように注意」し、当該医療機関の状況及び管理者の意見を踏まえたうえで記載せねばなりません。

　なお、当該病院等の実情にそぐわない医学的評価や再発防止策は、当該病院等や医療従事者に対する名誉毀損や業務妨害の結果を招く恐れもあるので、細心の注意を払うべきです。

・秘匿性（匿名化・非識別化）

　調査結果報告書には、当該医療従事者名及び患者名は匿名化し、調査結果のみ記載することとして、その議論の経過や結果に至る理由は記載せず、再発防止策（改善策）も記載しないこととします。

　さらに、センターの調査結果報告書の記載情報は、医療従事者に関しては特定（ある情報が誰の情報であるかがわかること）できるものであってはならないことはもちろん、識別（ある情報が誰か一人の情報であることがわかること、つまり、ある情報が誰の情報であるかがわかるかは別にして、ある人の情報と別の人の情報を区別できること）できるものであってもなりません。医療従事者に関して報告書に記載されるのは、識別特定情報や識別非特定情報であってはならず、非識別非特定情報である必要があります。

なお、非識別化をするためには、他の情報との照合によっても識別できないものでなければなりません。「他の情報」とは、センターが入手しうる全ての情報（たとえば、医療機関ホームページや、診療録等の診療に関する記録その他のセンターに提出することがありうる資料、遺族からセンターが聴取しうる説明や提出を受けうる資料）を含みます。
　このような厳格な秘匿化の条文が置かれたのは、本制度がWHOドラフトガイドラインの求める趣旨を高いレベルで実現しようとしているものということができます。
　逆にいうと、センターの報告書を用いて、特定事件についての報道や検察官、裁判所の判断材料になってはいけないということを意味していますし、そのような材料になるようなセンター報告書が作成されるようでは明らかに法の趣旨に反しているといえます。
　センターは、当該病院等、遺族、裁判所・検察庁・警察署・行政機関その他一切の公的機関、その他のいかなる者に対しても、調査結果報告書以外を開示できないものとします。調査結果報告書は、民事訴訟・行政事件訴訟・刑事訴訟・行政処分の証拠とすることができないし、センターはこれを公表することもできないものとします。
　関係者には、厳密な守秘義務が課されます。
・調査結果報告書事前確認（医療機関）
　センターは、調査結果報告の概要が整った時点で、当該病院等に対し、事前に告知してその確認を求め、当該医療従事者の意見を聴取し、これを調査結果報告書の記載に反映させなければなりません。
・遺族及び医療機関への報告

> **改正医療法**
> 第6条の17
> 　5　医療事故調査・支援センターは、第1項の調査を終了したときは、その調査の結果を同項の管理者及び遺族に報告しなければならない。
>
> **本通知**
> センター調査の遺族及び医療機関への報告方法・報告事項について
> 　〇　センターは調査終了時に以下事項を記載した調査結果報告書を、医

療機関と遺族に対して交付する。
- 日時／場所／診療科
- 医療機関名／所在地／連絡先
- 医療機関の管理者
- 患者情報（性別／年齢等）
- 医療事故調査の項目、手法及び結果
- 調査の概要（調査項目、調査の手法）
- 臨床経過（客観的事実の経過）
- 原因を明らかにするための調査の結果

※調査の結果、必ずしも原因が明らかになるとは限らないことに留意すること。
※原因分析は客観的な事実から構造的な原因を分析するものであり、個人の責任追及を行うものではないことに留意すること。
. 再発防止策
※再発防止策は、個人の責任追及とならないように注意し、当該医療機関の状況及び管理者の意見を踏まえた上で記載すること。
○ センターが報告する調査の結果に院内調査報告書等の内部資料は含まない。

センターから調査結果報告書を受け取った当該病院等は、主治医を基本として適切な者が遺族に対して調査結果報告書に基づき、その内容を説明しつつ報告するものとします。なお、主治医以外が説明する場合、事前に主治医の許可を必要とします。

04 センターが負う守秘義務・報告書の秘匿性

改正医療法
第6条の21
医療事故調査・支援センターの役員若しくは職員又はこれらの者であつた者は、正当な理由がなく、調査等業務に関して知り得た秘密を漏らしてはならない。
第6条の22（参考）
2 前項の規定による委託を受けた医療事故調査等支援団体の役員若しくは職員又はこれらのものであつた者は、正当な理由がなく、調査等業務に関して知り得た秘密を漏らしてはならない。
第72条
3（略）第6条の21、第6条の22第2項、（略）の規定に違反した者は、1年以下の懲役又は50万円以下の罰金に処する。

本通知
センター調査結果報告書の取扱いについて
○ 本制度の目的は医療安全の確保であり、個人の責任を追及するためのものではないため、センターは、個別の調査報告書及びセンター調査の内部資料については、法的義務のない開示請求に応じないこと。
※証拠制限などは省令が法律を超えることはできず、立法論の話である。
○ 医療事故調査・支援センターの役員若しくは職員又はこれらの者であつた者は、正当な理由がなく、調査等業務に関して知り得た秘密を漏らしてはならない。

　このような守秘義務の条文が置かれたのは、本制度がWHOドラフトガイドラインの求める趣旨を高いレベルで実現しようとしているものということができます。

05 公表について

> **改正医療法**
> 第6条の17
> 4 医療事故調査・支援センターは、第1項の管理者が第2項の規定による求めを拒んだときは、その旨を公表することができる。

　センターが公表できるのは、当該病院等の協力拒否に正当な理由がない場合に限り、その程度も何らの合理的な理由もなく悪質な場合に限ります。
　センターは、医療機関や管理者は原則として非公表とし、医療機関が協力を拒否した範囲の事項についてのみ公表することができるものとします。ただし、当該病院等や管理者に対する名誉毀損や業務妨害の結果を招くおそれが強いので、公表に先立って、センターは必ず弁明の聴取手続を踏むと共に、当該病院等の弁明の要旨も併せて公表しなければなりません。

06 センター調査に伴う遺族及び医療機関の費用負担

> センター調査に伴う遺族及び医療機関の費用負担について（「検討会とりまとめ」）
> ○ 通知事項なし
> ○ 遺族がセンターに調査を依頼した際の費用負担については、遺族による申請を妨げることがないような額とすること。
> ○ 一方で、センターは民間機関であるため、納税額等から申請者の所得階層を認定することができないため、所得の多寡に応じた減免を行うことは難しいと考えられる。
> ○ こうしたことから、所得の多寡に関わらず、負担が可能な範囲の額とすることとし、遺族がセンターに調査を依頼した際の費用負担については、一律とし、数万円程度とする。
> ○ 医療機関が依頼した際の費用負担は、実費の範囲内でセンターが今後定める。

07 センターが行う研修について

> **改正医療法**
> 第6条の16
> 四 医療事故調査に従事する者に対し医療事故調査に係る知識及び技能に関する研修を行うこと。
>
> **本通知**
> センターが行う研修について
> ○ センターが行う研修については、対象者別に以下の研修を行う。
> ①センターの職員向け：センターの業務（制度の理解、相談窓口業務、医療機関への支援等）を円滑に遂行するための研修
> ②医療機関の職員向け：科学性・論理性・専門性を伴った事故調査を行うことができるような研修
> ③支援団体の職員向け：専門的な支援に必要な知識等を学ぶ研修
> ○ 研修を行うに当たっては、既存の団体等が行っている研修と重複することがないよう留意する。
> ○ 研修の実施に当たっては、一定の費用徴収を行うこととし、その収入は本制度のために限定して使用する。

　医療機関ごとに事案の内容に応じて院内調査を行うべきことからも、研修について、まずは既存のものを活用すべきです。本通知上も、「既存の団体等が行っている研修と重複することがないよう留意」することとなっています。

08 センターが行う普及啓発について

> **改正医療法**
> 第6条の16
> 六 医療事故の再発の防止に関する普及啓発を行うこと

> **本通知**
> センターが行う普及啓発について
> ○ 集積した情報に基づき、個別事例ではなく全体として得られた知見を繰り返し情報提供する。
> ○ 誤薬が多い医薬品の商品名や表示の変更など、関係業界に対しての働きかけも行う。
> ○ 再発防止策がどの程度医療機関に浸透し、適合しているか調査を行う。

09 センターが備えるべき規定について

> **改正医療法**
> 第6条の18
> 医療事故調査・支援センターは、第6条の16各号に掲げる業務(以下「調査等業務」という。)を行うときは、その開始前に、調査等業務の実施方法に関する事項その他の厚生労働省令で定める事項について調査等業務に関する規程(次項及び第6条の26第1項第三号において「業務規程」という。)を定め、厚生労働大臣の認可を受けなければならない。これを変更しようとするときも、同様とする。
>
> 2 厚生労働大臣は、前項の認可をした業務規程が調査等業務の適正かつ確実な実施上不適当となつたと認めるときは、当該業務規程を変更すべきことを命ずることができる。
>
> **医療法施行規則**
> 第1条の13の5
> 法第6条の18第1項の厚生労働省令で定める事項は、次のとおりとする。
> 一 調査等業務を行う時間及び休日に関する事項
> 二 調査等業務を行う事務所に関する事項
> 三 調査等業務の実施方法に関する事項
> 四 医療事故調査・支援センターの役員の選任及び解任に関する事項

五 調査等業務に関する秘密の保持に関する事項
六 調査等業務に関する帳簿及び書類の管理及び保存に関する事項
七 前各号に掲げるもののほか、調査等業務に関し必要な事項
第1条の13の6
1 医療事故調査・支援センターは、法第6条の18第1項前段の規定により業務規程の認可を受けようとするときは、その旨を記載した申請書に当該業務規程を添えて、これを厚生労働大臣に提出しなければならない。
2 医療事故調査・支援センターは、法第6条の18第1項後段の規定により業務規程の変更の認可を受けようとするときは、次に掲げる事項を記載した申請書を厚生労働大臣に提出しなければならない。
一 変更の内容
二 変更しようとする年月日
三 変更の理由

10 センターの事業計画等の認可・事業報告書の提出について

改正医療法
第6条の19
医療事故調査・支援センターは、毎事業年度、厚生労働省令で定めるところにより、調査等業務に関し事業計画書及び収支予算書を作成し、厚生労働大臣の認可を受けなければならない。これを変更しようとするときも、同様とする。
2 医療事故調査・支援センターは、厚生労働省令で定めるところにより、毎事業年度終了後、調査等業務に関し事業報告書及び収支決算書を作成し、厚生労働大臣に提出しなければならない。

医療法施行規則
第1条の13の7
1　医療事故調査・支援センターは、法第6条の19第1項前段の規定により事業計画書及び収支予算書の認可を受けようとするときは、毎事業年度開始の一月前までに（法第6条の15第1項の指定を受けた日の属する事業年度にあつては、その指定を受けた後遅滞なく）、申請書に事業計画書及び収支予算書を添えて、厚生労働大臣に提出しなければならない。
2　医療事故調査・支援センターは、法第6条の19第1項後段の規定により事業計画書又は収支予算書の変更の認可を受けようとするときは、あらかじめ、変更の内容及び理由を記載した申請書を厚生労働大臣に提出しなければならない。

第1条の13の8
医療事故調査・支援センターは、法第6条の19第2項の事業報告書及び収支決算書を毎事業年度終了後三月以内に貸借対照表を添えて厚生労働大臣に提出しなければならない。

11 センターの業務の休廃止の許可について

改正医療法
第6条の20
医療事故調査・支援センターは、厚生労働大臣の許可を受けなければ、調査等業務の全部又は一部を休止し、又は廃止してはならない。

医療法施行規則
第1条の13の9
医療事故調査・支援センターは、法第6条の20の規定により許可を受けようとするときは、その休止し、又は廃止しようとする日の二週

間前までに、次に掲げる事項を記載した申請書を厚生労働大臣に提出しなければならない。
一 休止又は廃止しようとする調査等業務の範囲
二 休止又は廃止しようとする年月日及び休止しようとする場合はその期間
三 休止又は廃止の理由

12 センターが備える帳簿について

改正医療法
第6条の23
医療事故調査・支援センターは、厚生労働省令で定めるところにより、帳簿を備え、調査等業務に関し厚生労働省令で定める事項を記載し、これを保存しなければならない。

医療法施行規則
第1条の13の10
1 医療事故調査・支援センターは、法第6条の23の規定により、次に掲げる事項を記載した帳簿を備え、これを最終の記載の日から三年間保存しなければならない。
2 法第6条の23の厚生労働省令で定める事項は、次のとおりとする。
一 法第6条の1第4項の規定により病院等の管理者から医療事故調査の結果の報告を受けた年月日
二 前号の報告に係る医療事故の概要
三 第一号の報告に係る法第6条の16第1項第1号の規定による整理及び分析結果の概要

第2章

院内対応Q&A

INDEX

1．医療事故の定義について

○基本的な考え方
- Q1　医療事故調査制度の目的 …………………………………………………… 86
- Q2　説明責任と原因究明 …………………………………………………………… 87
- Q3　制度の対象 ……………………………………………………………………… 88
- Q4　問責型・免責型・分離型 …………………………………………………… 89
- Q5　院内体制の整備 ………………………………………………………………… 89
- Q6　紛争解決から紛争防止へ …………………………………………………… 90
- Q7　医療事故の定義の基本的な考え方 ………………………………………… 90
- Q8　複数の医療機関の競合 ……………………………………………………… 91
- Q9　管理者の意味 …………………………………………………………………… 91

○医療に起因し、又は起因すると疑われるもの
- Q10　医療事故の２つの判断要件 ………………………………………………… 92
- Q11　「医療に起因した死亡」の考え方 ………………………………………… 93
- Q12　「医療」の具体例 …………………………………………………………… 93
- Q13　「医療に起因した死亡」の考え方 ………………………………………… 94
- Q14　医療事故の判断―具体例（処置） ………………………………………… 95
- Q15　転倒・転落、誤嚥、身体抑制の取扱い ………………………………… 95
- Q16　医療事故の判断―具体例（療養） ………………………………………… 96
- Q17　医療事故の判断―具体例（入浴） ………………………………………… 96
- Q18　医療事故の判断―具体例（転倒） ………………………………………… 97
- Q19　医療事故の判断―具体例（転落） ………………………………………… 97
- Q20　医療事故の判断―具体例（誤嚥） ………………………………………… 98
- Q21　医療事故の判断―具体例（身体的拘束） ………………………………… 98
- Q22　医療事故の判断―具体例（身体抑制） …………………………………… 99
- Q23　医療事故の判断―具体例（施設管理） …………………………………… 99
- Q24　医療事故の判断―具体例（施設管理） …………………………………… 100
- Q25　医療事故の判断―具体例（研修医の単純ミス） ………………………… 100
- Q26　医療事故の判断―具体例（火災） ………………………………………… 101
- Q27　医療事故の判断―具体例（併発症） ……………………………………… 101
- Q28　医療事故の判断―具体例（併発症） ……………………………………… 102
- Q29　医療事故の判断―具体例（原病の進行） ………………………………… 102
- Q30　医療事故の判断―具体例（疾患の見逃し） ……………………………… 103
- Q31　医療事故の判断―具体例（自殺） ………………………………………… 104
- Q32　医療事故の判断―具体例（自殺） ………………………………………… 104
- Q33　医療事故の判断―具体例（院内で発生した殺人） ……………………… 105

○当該死亡又は死産を予期しなかったもの（省令事項）
- Q34　予期しなかった死亡 ………………………………………………………… 105
- Q35　死亡の予期の「対象」 ……………………………………………………… 106
- Q36　予期における程度 …………………………………………………………… 106
- Q37　医療事故の判断―具体例（ベッド転落） ………………………………… 107
- Q38　医療事故の判断―具体例（単純誤薬） …………………………………… 108
- Q39　医療事故の判断―具体例（検証の必要） ………………………………… 109

Q40	医療事故の判断―具体例（社会・患者の納得）	109
Q41	医療事故の判断―具体例（外科手術）	110
Q42	医療事故の判断―具体例（反復した症例）	110
Q43	医療事故の判断―具体例（原病の進行）	111
Q44	医療事故の判断―予期の総括	112
Q45	医療事故の判断―具体例（突然死）	112
Q46	「予期」の判断手続	113
Q47	予期判断の順序	113
Q48	死亡可能性の説明・記録	114
Q49	説明と記録の留意点	114
Q50	説明の努力目標	115
Q51	記録・説明共に不十分な時の予期	115
Q52	規則第１条の１０の２第１項第３号の適用範囲	116
Q53	予期の主体	116
Q54	医療安全管理委員会のない場合	117

○死産

Q55	死産の取扱い	117
Q56	妊婦健診で通院継続中の死産	118

○医療事故の判断プロセス

Q57	「医療事故」概念のシフト	118
Q58	「医療事故」に代わる慣用語	119
Q59	医療事故の判断主体	119
Q60	管理者の役割	120
Q61	医療事故の際の死亡診断書作成	120
Q62	遺族の異議と管理者の判断間違い	121
Q63	センターや支援団体の介入	121
Q64	医療事故調査の流れ	122
Q65	医療事故調査のガバナンス	122
Q66	医療事故調査のコンプライアンス	123
Q67	医師法２１条の運用―ある法医学者達との合意	123
Q68	センター報告と警察届出	124
Q69	警察届出規定の削除義務	125

２．医療機関からセンターへの事故の報告について

○医療機関からセンターへの報告方法（省令事項）

Q70	センターへの報告方法	126

○医療機関からセンターへの報告事項（省令事項）

Q71	管理者が必要と認めた報告事項	126
Q72	センターへの報告事項一覧	127
Q73	医療事故発生報告の書式例	128

○医療機関からセンターへの報告期限

Q74	センターへの報告期限	129
Q75	報告日数の目途	129

3．医療事故の遺族への説明事項等について

Q76 事故発生報告前の遺族への説明 ……………………………… 130
Q77 遺族説明の立法趣旨 …………………………………………… 130

○遺族の範囲（省令事項）
Q78 遺族の範囲 ……………………………………………………… 131
Q79 遺族の具体的範囲の指針 ……………………………………… 131
Q80 死産した胎児の遺族 …………………………………………… 132

○遺族への説明事項（省令事項）
Q81 遺族への説明事項一覧 ………………………………………… 132
Q82 管理者が必要と認めた説明事項 ……………………………… 133
Q83 遺族への説明方法 ……………………………………………… 133

4．医療機関が行う医療事故調査について

○医療機関が行う医療事故調査の方法等（省令事項）
Q84 院内での医療事故調査の組織・構成 ………………………… 135
Q85 小規模医療機関の院内事故調査 ……………………………… 135
Q86 院内医療事故調査委員会の組織 ……………………………… 136
Q87 院内医療事故調査委員会の構成 ……………………………… 136
Q88 調査委員の個人責任 …………………………………………… 137
Q89 当該医療従事者や管理者の委員適格 ………………………… 138
Q90 外部委員の適格性と振舞い …………………………………… 138
Q91 警察捜査中または民事訴訟中の事故調査 …………………… 139
Q92 院内調査のやり方 ……………………………………………… 139
Q93 責任追及の禁止 ………………………………………………… 140
Q94 調査の対象者 …………………………………………………… 141
Q95 院内事故調査の具体的な手法 ………………………………… 141
Q96 院内調査の項目 ………………………………………………… 142
Q97 解剖の対応 ……………………………………………………… 143
Q98 死亡時画像診断の対応 ………………………………………… 144
Q99 誤薬等の単純な事例 …………………………………………… 144
Q100 原因不明の場合 ………………………………………………… 145
Q101 医療事故調査と再発防止策 …………………………………… 145
Q102 安全管理委員会と事故調査委員会の役割分担 ……………… 146
Q103 医学的評価の要否 ……………………………………………… 147

5．支援団体の在り方について

○支援団体（大臣告示）
Q104 医療事故調査等支援団体 ……………………………………… 148
Q105 支援団体のリスト ……………………………………………… 149
Q106 支援団体の構成 ………………………………………………… 151
Q107 支援団体への支援要請 ………………………………………… 152

○支援内容
Q108 支援団体の多様性 ……………………………………………… 152
Q109 支援団体の中立性・専門性 …………………………………… 153

Q110	院内調査の中立性・透明性・公正性	153
Q111	外部委員の必要性	154
Q112	中立性・透明性・公正性のパラダイムシフト	155

6．医療機関からセンターへの調査結果報告について

○センターへの報告事項・報告方法（省令事項）

Q113	センターへの院内調査結果報告	156
Q114	センターへの報告事項	156
Q115	現場医師への責任追及回避の工夫	157
Q116	非開示特約付きカルテ開示規程の書式例	158
Q117	公表基準の改定	159
Q118	院内医療安全管理指針の見直し	159
Q119	医療事故等の公表基準の書式例	160
Q120	院内医療安全管理指針の書式例	161
Q121	院内医療事故調査委員会規程のモデル文例	164
Q122	事故調査委員会と別系列の紛争対策委員会の設置	167
Q123	識別できないように加工した報告書	167
Q124	非識別加工をする情報の範囲	168
Q125	非識別加工の要領	169
Q126	個人責任追及禁止の冒頭記載	169
Q127	ヒアリング記録の書式例	170
Q128	他目的利用と予めの教示	171
Q129	センターへの報告事項の留意点	171
Q130	根本原因分析と非識別化	172
Q131	RCA 分析による医療安全増進	172
Q132	再発防止策の検討	173
Q133	再発防止策の記載	174
Q134	遺族からの意見	174
Q135	従事者・遺族のヒアリングでの意見	175
Q136	従事者・遺族への報告内容説明時の意見	176
Q137	報告書記載の一般的注意点	176
Q138	医療事故調査報告の書式例	177

7．医療機関が行った調査結果の遺族への説明について

○遺族への説明事項・説明方法（省令事項）

Q139	調査結果を遺族へ説明する理由	178
Q140	説明内容の遺族による他目的利用	178
Q141	多目的利用と予めの教示	179
Q142	遺族への説明事項の非識別化	179
Q143	遺族への非識別化の程度	180
Q144	遺族向けに特別に非識別化した報告書	181
Q145	遺族への説明方法	182
Q146	遺族が希望する方法での説明	183
Q147	非開示特約・証拠制限特約	184

8. 医療事故調査・支援センターの指定について

Q148 医療事故調査・支援センターの指定 ……………………………… 185
Q149 医療事故調査・支援センターの業務全般 ……………………… 185
Q150 調査等業務以外の類似業務 …………………………………………… 186
Q151 センターに対する規制 …………………………………………………… 187
Q152 調査等業務の運営の不公正 …………………………………………… 188

9. センター業務について①

○センターが行う、院内事故調査結果の整理・分析とその結果の医療機関への報告
Q153 情報の整理・分析業務 …………………………………………………… 189
Q154 センターによる原因分析 ……………………………………………… 189
Q155 警察への通報、個別事例の公表 …………………………………… 190

10. センター業務について②

○センターが行う調査の依頼・内容
Q156 センターが行う調査 ……………………………………………………… 191
Q157 管理者によるセンター調査依頼 …………………………………… 191
Q158 遺族によるセンター調査依頼 ……………………………………… 192
Q159 センター調査依頼の費用負担 ……………………………………… 192
Q160 センター調査の概要 ……………………………………………………… 193
Q161 センター調査への必要な協力 ……………………………………… 194

○センターが行った調査の医療機関と遺族への報告
Q162 センター調査結果の報告 ……………………………………………… 195
Q163 センター調査結果の非識別化 ……………………………………… 196
Q164 センターの非識別化の程度 …………………………………………… 197
Q165 センター調査結果の報告方法・報告事項 …………………… 197
Q166 センターによる医学的評価の是非 ………………………………… 198
Q167 センター調査での原因分析 …………………………………………… 199
Q168 センター調査結果での再発防止策 ………………………………… 199
Q169 センターによる再調査命令 …………………………………………… 200
Q170 医療機関による再度の調査依頼 …………………………………… 201

○センターが行った調査の結果の取扱い
Q171 開示請求と証拠制限 ……………………………………………………… 201
Q172 センター職員の守秘義務 ……………………………………………… 202

11. センター業務について③

○センターが行う研修
Q173 センターが行う研修 ……………………………………………………… 203

12. センター業務について④

○センターが行う普及啓発
Q174 センターが行う普及啓発 ……………………………………………… 204
Q175 再発防止策の現場での定着の取り組み ………………………… 204

13. センターが備えるべき規定について（省令事項）

- Q176 調査等業務に関する規程の認可 ………………………………… 205
- Q177 業務規程の詳細 ………………………………………………… 205

14. センターの事業報告書等の提出について（省令事項）

- Q178 センターの事業計画と事業報告 ………………………………… 207

15. センターが備える帳簿について（省令事項）

- Q179 センターの休廃止禁止と帳簿備付け ………………………… 208
- Q180 医療事故と整理・分析結果の概要 …………………………… 208

16. その他

- Q181 医療の安全の確保を図るために必要な業務 ………………… 210
- Q182 厚労省の質問検査権 …………………………………………… 210
- Q183 センターに対する命令・処分 ………………………………… 211
- Q184 医療上の有害事象に関する報告制度 ………………………… 212
- Q185 医療事故情報収集等事業との相異点 ………………………… 215
- Q186 見直し規定 ……………………………………………………… 215
- Q187 見直しの内容と方向性 ………………………………………… 216

〔補論〕クライシス・ガバナンスの実践

- Q188 クライシス・ガバナンスの実践 ……………………………… 217
- Q189 医療事故と医療過誤・医事紛争の峻別 ……………………… 218
- Q190 院内医事紛争対策委員会の設置 ……………………………… 218
- Q191 委員数とその構成 ……………………………………………… 219
- Q192 院内医事紛争対策委員会規程のモデル文例 ………………… 220
- Q193 医師・看護師らの守秘義務 …………………………………… 221
- Q194 クライシス・ガバナンスの諸局面 …………………………… 222
- Q195 メディア対応 …………………………………………………… 222
- Q196 刑事対応 ………………………………………………………… 223
- Q197 行政対応 ………………………………………………………… 223
- Q198 民事対応 ………………………………………………………… 224
- Q199 患者対応 ………………………………………………………… 224
- Q200 クレーム対応 …………………………………………………… 225
- Q201 暴力暴言対応 …………………………………………………… 225
- Q202 医療従事者対応 ………………………………………………… 226
- Q203 内部告発対応 …………………………………………………… 226
- Q204 警察届出の限定 ………………………………………………… 227
- Q205 民事調停という手法 …………………………………………… 227
- Q206 記録整備 ………………………………………………………… 228
- Q207 私的鑑定意見書の有用性 ……………………………………… 228
- Q208 クライシス・ガバナンスの心構え …………………………… 229

1. 医療事故の定義について

Q01 ●医療事故調査制度の目的
制度の目的は何ですか。

A 医療の安全を確保するため、医療事故の再発防止を行うことです。

厚労省Q&A1.では、次のとおり述べています。「医療事故調査制度の目的は、医療法の「第3章 医療の安全の確保」に位置づけられているとおり、医療の安全を確保するために、医療事故の再発防止を行うことです。
＜参考＞
医療に関する有害事象の報告システムについてのWHOのドラフトガイドラインでは、報告システムは、「学習を目的としたシステム」と、「説明責任を目的としたシステム」に大別されるとされており、ほとんどのシステムではどちらか一方に焦点を当てていると述べています。その上で、学習を目的とした報告システムでは、懲罰を伴わないこと（非懲罰性）、患者、報告者、施設が特定されないこと（秘匿性）、報告システムが報告者や医療機関を処罰する権力を有するいずれの官庁からも独立していること（独立性）などが必要とされています。
今般の我が国の医療事故調査制度は、同ドラフトガイドライン上の「学習を目的としたシステム」にあたります。したがって、責任追及を目的とするものではなく、医療者が特定されないようにする方向であり、第三者機関の調査結果を警察や行政に届けるものではないことから、WHOドラフトガイドラインでいうところの非懲罰性、秘匿性、独立性といった考え方に整合的なものとなっています。」

02

●説明責任と原因究明

Q 医療事故調査制度の目的は、再発防止と言われていますが、併せて、説明責任や原因究明もその目的としているのですか。

A 再発防止だけで、説明責任や原因究明はありません。

この医療事故調査制度の目的は、医療法の「第3章 医療の安全の確保」「第1節 医療の安全の確保のための措置」に位置づけられているとおり、医療の安全を確保するために、医療事故の再発防止を行うことです。

再発防止と併せて原因究明もその目的となっている、と誤解している向きもあるようですが、原因究明は目的となっていません。

なお、医療に関する有害事象の報告システムについてのWHOのドラフトガイドラインでは、報告システムは、「学習を目的としたシステム」と、「説明責任を目的としたシステム」に大別されるとされており、ほとんどのシステムではどちらか一方に焦点を当てていると述べています。その上で、学習を目的とした報告システムでは、懲罰を伴わないこと（非懲罰性）、患者、報告者、施設が特定されないこと（秘匿性）、報告システムが報告書や医療機関を処罰する権力を有するいずれの官庁からも独立していること（独立性）などが必要とされています。

今般の我が国の医療事故調査制度は、同ドラフトガイドライン上の「学習を目的としたシステム」にあたります。したがって、責任追及を目的とするものではなく、医療者が識別されないものであり、第三者機関の調査結果を警察や行政に届けるものでもありませんことから、WHOドラフトガイドランでいうところの非懲罰性、秘匿性、独立性といった考え方に整合的なものとなっています。

つまり、目的は、再発防止（医療の安全の確保）だけであり、説明責任や原因究明はその目的から外れています。

03 Q ●制度の対象
本制度の対象となる医療事故はどのようなものですか。

A 「予期」と「医療起因」の2つの条件を満たす死亡又は死産です。

厚労省Q&A2.では、次のように述べています。

「医療法上、本制度の対象となる医療事故は、「医療事故（当該病院等に勤務する医療従事者が提供した医療に起因し、又は起因すると疑われる死亡又は死産であって、当該管理者が当該死亡又は死産を予期しなかったものとして厚生労働省令で定めるもの）」とされており、以下に示すように、この2つの状況を満たす死亡又は死産が届出対象に該当します。

なお、医療法では、「医療事故」に該当するかどうかの判断と最初の報告は、医療機関の管理者が行うことと定められており、遺族が「医療事故」として医療事故調査・支援センターに報告する仕組みとはなっていません。」

■ 医療事故の範囲

	医療に起因し、又は起因すると疑われる死亡又は死産	左記に該当しない死亡又は死産
管理者が予期しなかったもの	制度の対象事案	
管理者が予期したもの		

※過誤の有無は問わない

04 ●問責型・免責型・分離型

Q 今般の医療事故調査制度は問責型であってはいけないと言われていますが、逆に、免責型なのですか。

A 今般の事故調は、問責型でも免責型でもなく、いわばの分離型です。

今般の医療事故調査制度は問責型（責任追及型）でないのはもちろんですが、同時に、免責型（責任免除型）でもありません。もっぱら医療安全の確保のみを目的として「学習」システムとして運用されるのですから、法的責任（刑事・民事・行政）・説明責任・原因究明・社会的責任と何らの関わりを持たないよう、責任問題と完全に切り離されています。責任にマイナスもないがプラスもない、ということです。いわば分離型と称することもできます。

事故調査をマイナスにせよプラスにせよ全く責任と分離させたことが、今般の制度の最大の特長です。

05 ●院内体制の整備

Q 今般の医療事故調査制度のために、院内体制をどのように整備しなければならないのですか。

A すべての死亡症例につき、診療録記載と事前説明を一元的にチェックするための体制整備です。

今般の医療事故調査制度では、「医療事故」の判断基準につき、今までは「医療に起因した死亡」の要件が中心でしたが、今度は「予期しなかった死亡」の要件が中心になるように転換しました。つまり、「予期」の有無に重点を置いて、常時、漏れなくチェックできるようにすることが大切です。すべての死亡症例について、管理者の指示の下で一元的に、死亡診断書のみならず当該死亡患者の診療録等全部の記載をチェックする体制を整えることが何よりも要求されます。そして、診療録等の記載から「死亡を予期していた」ことが判然としない場合には、次に個別的に事前説明（死亡を予期していたことが認められる説明内容）の有無を事情聴取してチェックするのです。

院内対応Q&A | 089

このようなことを常に継続してできるように、院内体制を整備しなければなりません。

06

●紛争解決から紛争防止へ

Q 今般の医療事故調査制度は紛争解決のツールなのですか。

A 紛争解決のツールではなく、あえて言えば、紛争防止の機能を持ちます。

旧来型の医療事故調では、よく「早期の紛争解決」がそのメリットであるなどと言われてきました。その考え方は、「死亡事故」即「紛争発生」と捉える思考が前提にあり、その発生した「紛争」を早期に解決するために、医療事故調をツールとして使おうというものでした。それは一歩間違えば、一度は「紛争化」を促すことにもなりかねず、大変にリスクの大きい考え方です。少なくともいったん「紛争化」すれば、それはどんなに早期に円満に解決しようと、医療機関や当該医療従事者にはその間、大きなトラブルの傷跡を残してしまいます。

そこで、今般の医療事故調査制度では、徹底して「紛争化」の火種にならないよう、仕組みが考えられました。「死亡事故」はもともと「紛争」ですらなく、当然、「紛争化」につながらないようにもなっています。あえて言えば、「紛争防止」の機能も有していると評しうるかもしれません。

07

●医療事故の定義の基本的な考え方

Q 制度の対象事案となる「医療事故」は、どのような考え方の下で定義されたのでしょうか。

A 「予期」の検証が中心で、「過誤」は関係ありません。

すべての死亡（死産）症例に対して恒常的に「予期」の有無をチェックしていくことによって、カルテ記載などの充実化、事前説明の向上を図り、漫然とした医療をなくして予期能力の向上をも目指していくことを意図して、「医療事故」が定義されました。

その結果、まずは、全死亡（死産）症例についての「予期」の有無を一元的に調べる院内体制を整

えることが必須となります。
「医療事故」に当たるかどうかについて、過誤の有無は問いません。これは、「医療事故」であっても「医療過誤」でないものがあり、逆に、「医療過誤」であっても「医療事故」でないものもあるということです。実際、医療は事例ごとに違いがあり、専門性が高いので、「医療事故」の管理者判断は、必ずしも全国で解釈が一律となるものではありません。

08 ●複数の医療機関の競合
Q 複数の医療機関にまたがって医療を提供した結果の死亡であった場合、どの医療機関の管理者が報告するのでしょうか。

A 複数の医療機関で連携して判断し、どこが報告するかを決めます。

厚労省Q&A3.では、次のとおりに述べています。
「本制度の対象となる医療事故は、「当該病院等に勤務する医療従事者が提供した医療に起因し、又は起因すると疑われる死亡又は死産であつて、当該管理者が当該死亡又は死産を予期しなかつたもの」とされており、患者が死亡した場所は要件となっておりません。複数の医療機関にまたがって医療を提供していた患者が死亡した時は、まず当該患者の死亡が発生した医療機関から、搬送元となった医療機関に対して、当該患者の死亡の事実とその状況について情報提供し、医療事故に該当するかどうかについて、両者で連携して判断していただいた上で、原則として当該死亡の要因となった医療を提供した医療機関から報告していただくことになります。」

09 ●管理者の意味
Q 理事長、病院管理者、院長がいる場合には、今般の医療事故調査制度にいう「管理者」は誰ですか。

A 医療法上の「管理者」として届出をしてある者です。

政令である医療法施行令第4条の2に、「病院、診療所又は助産所の開設の許可を受けた者は、病院、診療所又は助産所を開設したときは、10日以内に、開設年月

日、管理者の住所及び氏名その他厚生労働省令で定める事項を、当該病院、診療所又は助産所所在地の都道府県知事に届け出なければならない」との定めがあります。省令である医療法施行規則第3条第1項第2号にも同様の定めがあります。今般の医療事故調査制度は、医療法の定めに基づく制度ですから、「管理者」とは、上記政令・省令にいうところの「管理者」として届出をしてある者を意味します。

Q10 ●医療事故の2つの判断要件
「医療事故」と判断するための要件は何ですか。

A 「予期しなかった死亡」と「医療に起因した死亡」です。

医療法第6条の10第1項に「医療事故」の定義が規定されました。「当該病院等に勤務する医療従事者が提供した医療に起因し、又は起因すると疑われる死亡又は死産であって、当該管理者が当該死亡又は死産を予期しなかったものとして厚生労働省令で定めるものをいう」と明文化されています。

管理者（医療法上の「管理者」とされている者を指します）は、「医療事故」かどうかの判断について、「予期しなかった死亡」という要件と「医療に起因した死亡」という要件の2つを、それぞれ別個独立に判断して、いずれの要件をも満たす場合に限って、「医療事故」と判断することになります。2つの要件は全く別々に判断していくのが要領です。

11

● 「医療に起因した死亡」の考え方

Q 制度の対象事案となる「医療事故」では、「医療」に「管理」が含まれないのですか。

A この制度では、「管理」は「医療」に含まれません。

本制度で対象となる事案は、医療に起因し、又は起因すると疑われる死亡又は死産であり、それ以外のものは含まれません。

> **通知** 医療に起因し、又は起因すると疑われるもの
>
> ● 「医療」に含まれるものは制度の対象であり、「医療」の範囲に含まれるものとして、手術、処置、投薬 及びそれに準じる医療行為（検査、医療機器の使用、医療上の管理など）が考えられる。
> ● 施設管理等の「医療」に含まれない単なる管理は制度の対象とならない。

12

● 「医療」の具体例

Q 「医療に起因した死亡」でいう「医療」は具体的に何ですか。

A 診察、検査等、治療だけが「医療」とされています。

「医療に起因する（疑いを含む）死亡又は死産」でいうところの「医療」に含まれるものは、「診察」「検査等（経過観察を含む）」「治療（経過観察を含む）」です。「療養」「転倒・転落」「誤嚥」「身体の隔離・身体的拘束／身体抑制」に関連するものは、それ自体としては「医療」ではなく、管理者が特に「医療」に起因し又は起因すると疑われるものと判断した場合に限られます。

医療起因性への該当の判断は、疾患の特性・専門性や、医療機関における医療提供体制の特性・専門性によって異なります。

13

Q ●「医療に起因した死亡」の考え方
「医療に起因した死亡」の考え方の全貌は、どのようなものですか。

A 全貌は厚労省通知に一覧表として示されています。

通知　「医療に起因する（疑いを含む）」死亡又は死産の考え方

「医療」（下記に示したもの）に起因し、又は起因すると疑われる死亡又は死産（①）	①に含まれない死亡又は死産（②）
●診察 　●徴候，症状に関連するもの ●検査等（経過観察を含む） 　●検体検査に関連するもの 　●生体検査に関連するもの 　●診断穿刺・検体採取に関連するもの 　●画像検査に関連するもの ●治療（経過観察を含む） 　●投薬・注射（輸血含む）に関連するもの 　●リハビリテーションに関連するもの 　●処置に関連するもの 　●手術（分娩含む）に関連するもの 　●麻酔に関連するもの 　●放射線治療に関連するもの 　●医療機器の使用に関連するもの ●その他 　以下のような事案については，管理者が医療に起因し，又は起因すると疑われるものと判断した場合 　●療養に関連するもの 　●転倒・転落に関連するもの 　●誤嚥に関連するもの 　●患者の隔離・身体的拘束／身体抑制に関連するもの	左記以外のもの ＜具体例＞ ●施設管理に関連するもの 　●火災等に関連するもの 　●地震や落雷等、天災によるもの 　●その他 ●併発症（提供した医療に関連のない，偶発的に生じた疾患） ●原病の進行 ●自殺（本人の意図によるもの） ●その他 　●院内で発生した殺人・傷害致死、等

※1　医療の項目には全ての医療従事者が提供する医療が含まれる。
※2　①、②への該当性は、疾患や医療機関における医療提供体制の特性・専門性によって異なる。

14 **Q** ●医療事故の判断―具体例（処置）
抜歯の際に、止血のため使用していた脱脂綿が口腔内へ落下し、のどに詰まり死亡した場合は、「医療事故」になるのですか。

A 「処置」に関連するものとして、「医療に起因した死亡」に該当します。

抜歯の際に死亡するのは、抜歯後の出血で死亡の可能性があったような特段の事情がない限りは「予期しなかった死亡」に該当するでしょうし、そこで次に、「医療に起因した死亡」かどうかを検討することとなります。

抜歯は積極的な医療行為であり、「治療」のうちの「処置に関連するもの」に該当するので、「医療に起因した死亡」となるでしょう。そこで、まず「予期しなかった死亡」、そして、次に「医療に起因した死亡」に該当するので、「医療事故」と判断されるのが通常です。

15 **Q** ●転倒・転落、誤嚥、身体抑制の取扱い
療養、転倒・転落、誤嚥、身体抑制は、どう取り扱うのですか。

A 管理者が特に「医療に起因した死亡」と判断した時だけです。

「療養に関連するもの」「転倒・転落に関連するもの」「誤嚥に関連するもの」「患者の隔離・身体的拘束／身体抑制に関連するもの」は、それ自体としては「医療に起因し、又は起因すると疑われる死亡又は死産」にいうところの「医療」には該当しません。

しかし、たとえば「転倒・転落」に先行して行われた「投薬」の副作用の結果として「転倒・転落」したために「死亡」したような場合など、管理者が特に「医療に起因した死亡」と判断した時だけは、「医療に起因した死亡」に該当することになります。疾患や医療機関における医療提供体制の特性・専門性によって異なり、一律でなく、管理者の個別判断となります。

Q16 ●医療事故の判断―具体例（療養）
血液透析導入のため入院していた患者について、医師は入院中の食事として水分制限・腎臓食の指示を出していたが、伝わっておらずに普通食が出されるなどして、肺水腫を起こして死亡した場合は、「医療」に起因した死亡になりますか。

A　「療養」に関連するものなので、「医療」に起因した死亡に該当しません。

　血液透析導入のため入院した患者について、医師は入院中の食事として水分制限・腎臓食の指示を出したが、給食室や病棟の医療従事者に伝わっていなかった。よって、普通食が出され、水分制限の指示も患者に伝わっていなかったので、患者は水分を自由に摂取していて、週末をはさんだ透析前日に肺水腫を起こして死亡した事例だとします。これは食事の提供で「療養に関連するもの」に当たり、今般の医療事故調査制度においては「管理」に該当し、結局、「医療」ではないとされ、「医療に起因した死亡」に該当しません。もちろん、「管理」に過失があるのは明らかでしょうから、遺族に謝罪し損害賠償をするなどして誠実に対応するのは当然のことです。

Q17 ●医療事故の判断―具体例（入浴）
リハビリテーションのために入院中の患者について、医療従事者が介助を行いながら入浴をさせたところ、患者が足を滑らせて浴槽の中で死亡した場合は、「医療」に起因した死亡になりますか。

A　「療養」に関連するものなので、「医療」に該当しません。

　大腿骨頚部骨折術後でリハビリテーションのために入院中の患者について、医療従事者が介助を行いながら入浴をさせたところ、患者が足を滑らせて転倒し、浴槽の中で死亡した事例だとします。
　この入浴介助は入院及びその療養に伴う世話で、「療養に関連するもの」に当たりますし、同時に、「転倒に関連するもの」にも当たりますので、今般の医療事故調査制度においては「管理」に該当し、結局、「医療」ではないとされ、「医療に起因した死亡」に該当しません。もちろん、入浴の介助に過失があれば、遺族に対して別途、誠実に対応します。

18 Q ●医療事故の判断―具体例（転倒）
リハビリテーションで入院中の患者について、医療従事者が付き添い歩行訓練をしていたら、患者が転倒して頭部強打し死亡した場合、「医療」に起因した死亡になりますか。

A 「転倒」に関連するものなので、「医療」に該当しません。

脳梗塞後でリハビリテーションのため入院中の患者について、医療従事者が付き添って歩行訓練を行っていたところ、患者が転倒、頭部を強打した結果、脳挫傷を起こして死亡した事例だとします。確かに「治療」の内の「リハビリテーション」中の出来事ですが、「転倒」に関連するものに当たりますので、今般の医療事故調査制度においては「管理」に該当し、結局、「医療」ではないとされ、「医療に起因した死亡」に該当しません。

もちろん、付き添い歩行訓練に過失があれば、遺族に対して別途、誠実に対応します。

19 Q ●医療事故の判断―具体例（転落）
リハビリテーションで入院中の患者について、X線透視検査を施行した後、身体を固定せずに立位に戻したら、床に転落し頭部を強打して死亡した場合は、「医療」に起因した死亡になりますか。

A 「転落」に関連するものなので、「医療」に該当しません。

脳梗塞後でリハビリテーションのため入院中の患者で、自立が困難。医療従事者が患者に腹部X線透視検査を施行した後、身体を固定せずに立位に戻したら、床上に転落し頭部を強打した結果、脳挫傷を起こして死亡した事例だとします。確かに「検査等」のうちの「画像検査」後の出来事ですが、「転落」に関連するものに当たりますので、今般の医療事故調査制度においては「管理」に該当し、結局、「医療」ではないとされ、「医療に起因した死亡」に該当しません。もちろん、転落に過失があれば、遺族に対して別途、誠実に対応します。

院内対応Q&A | **097**

Q20 ●医療事故の判断─具体例（誤嚥）

嚥下障害の患者について、嚥下食を指示したものの伝わっておらず、普通食が提供されたので、食事介助を行ったところ食物が詰まって死亡した場合は、「医療」に起因した死亡になりますか。

A 「誤嚥」に関連するものなので、「医療」に該当しません。

　嚥下障害の入院患者について、医師が嚥下食を指示した。ただ、その指示が給食室や病棟の医療従事者に伝わっておらず、普通食が提供されたので、患者を担当した医療従事者が食事介助を行ったところ、食物が詰まり死亡した事例だとします。これは食事の提供で「療養に関連するもの」に当たると共に、「誤嚥」に当たります。そこで、今般の医療事故調査制度においては「管理」に該当し、結局、「医療」ではないとされ、「医療に起因した死亡」に該当しません。

　もちろん、「管理」に過失があるのは明らかでしょうから、遺族に謝罪し損害賠償をするなどして誠実に対応するのは、当然のことです。

Q21 ●医療事故の判断─具体例（身体的拘束）

不穏・興奮が著しい統合失調症の入院患者について、身体拘束が必要で体幹及び四肢拘束が行われていたところ、トイレに行った際に意識不明となり、肺塞栓で死亡した場合は、「医療」に起因した死亡となりますか。

A 「身体的拘束」に関連するものなので、「医療」に該当しません。

　不穏・興奮が著しく精神科閉鎖病棟に緊急入院した統合失調症の患者がいました。一般病室では本人及び他の患者の安全確保が困難なので隔離室を使用したが、隔離室の中でも自分の頭部を壁に打ち付けるなどの混乱した行動が続き、精神保健指定医の診察で身体拘束が必要と判断されて体幹及び四肢拘束が行われていたところ、身体拘束中に医療従事者が付き添って患者をトイレまで連れて行ったが意識不明となってしまったので、緊急検査の結果、肺塞栓と診断され死亡した事例だとします。

これは身体拘束中の死亡ですが、「併発症」とも思われ、必ずしも身体的拘束に起因した死亡に該当するとは限りません。ただ、「身体的拘束」は、今般の医療事故調査制度においては「管理」に該当し、結局、「医療」ではないとされます。

いずれにしても、「医療」に「起因した死亡」に該当しません。

22 ●医療事故の判断―具体例（身体抑制）

Q 認知症・脱水症のため入院中の患者について、点滴や尿道カテーテルを自己抜去するので身体抑制（体幹抑制及び上肢体抑制）を行ってベッドを座位にしていたら、体が足側にずれ落ちて体幹抑制帯に首がかかって死亡した場合は、「医療に起因した死亡」となりますか。

A 「身体抑制」に関連するものなので、「医療」に該当しません。

───────────

認知症・脱水症のために入院中の患者がいました。入院中に点滴のための留置針や尿道カテーテルの自己抜去を行ったため、家族の同意を得た上で、身体抑制（体幹抑制及び上肢体抑制）を行って、ベッドを座位にしていたところ、患者の体が足側にずれ落ちたため、体幹抑制帯に首がひっかかり死亡した事例だとします。「身体抑制」は、今般の医療事故調査制度においては「管理」に該当し、結局、「医療」ではないとされ、「医療に起因した死亡」に該当しません。

23 ●医療事故の判断―具体例（施設管理）

Q 患者が院内を散歩中に階段で見舞い客の児童と接触したため、階下に転落し頭部を強打した結果、脳挫傷を起こし死亡した場合も、「医療」に起因した死亡となるのですか。

A 「施設管理」に関連するものなので、「医療」に該当しません。

───────────

患者と見舞い客の院内での接触ですから、「施設管理」に関連するものとして、今般の医療事故調査制度においては「管理」に該当し、結局、「医療」ではないとされ、「医療に起因した死亡」に該

当しません。もちろん、接触・転落事故に医療施設としての管理責任が認定されうる際は、「医療事故」ならぬ「施設内事故」として、別途にその責任につき、医療施設（病院等）と児童の親権者たる見舞い客と（患者の）遺族との三者の間で責任の公平な分担がなされなければなりません。

Q24 ●医療事故の判断—具体例（施設管理）
前腕骨骨折に対して観血的整復固定術を施行された児童の入院患者について、家族がその差し入れのゼリーを食べさせたところ、喉に詰まって死亡した場合は、「医療」に起因した死亡となるのですか。

A 「施設管理」に関連するものとして、「医療」に該当しません。

見舞いに来た家族が、患者である児童（前腕骨骨折に対して観血的整復固定術を施行されて入院中）に対して、術後経過が良好だったので、ゼリーを差し入れて食べさせたところ、喉に詰まらせて意識不明となったので、救命措置をしたが死亡した事例だとします。

施設内の事故については、今般の医療事故調査制度において、「施設管理」に関連するものとして「管理」に該当し、結局、「医療」ではないとされ、「医療に起因した死亡」に該当しません。

Q25 ●医療事故の判断—具体例（研修医の単純ミス）
未熟な研修医が適切な指導なく行った造影剤投与で単純ミスをして患者を死亡させたら、必ず「医療事故」になるのですか。

A 管理上の問題なので「医療事故」でない場合もあります。

医療法施行規則第12条に規定する事故等分析事業については、平成16年9月21日付厚労省医政局長通知でその詳細が定められており、参考2（事故報告範囲具体例）には、「医療行為にかかる事例」とは区別し、「管理上の問題にかかる事例、その他」として「熟練度の低い者が適切な指導なく行った医療行為による事故」が挙げられています。これを当て

はめれば、未熟な研修医が適切な指導なく行った診察・検査・治療において単純ミスをして患者を死亡させてしまった場合は、「医療」ではなく「管理」だとして、結局、「医療に起因した死亡」ではないので、「医療事故」でないと判断されることもありえます。

26 ●医療事故の判断—具体例（火災）

Q 病院が深夜に放火され、火災により入院患者が死亡した場合は、「医療」に起因した死亡に該当するのですか。

A 「火災」は「施設管理」に関連するものとして、「医療」に該当しません。

「施設管理に関連するもの」のうち、「火災等に関連するもの」として、「管理」に該当し、結局、「医療」ではないとされ、「医療に起因した死亡」に該当しません。

もちろん、第一次的な責任者は放火犯ですが、病院も、火災が直ちに入院患者の死亡につながってしまった点につき、防火管理上の責任がなかったかどうか、問題とされうる余地はあります。これは、「施設管理に関連するもの」一般に問題とされる点です。

27 ●医療事故の判断—具体例（併発症）

Q 捻挫のため外来受診した患者について、診察後に院内で突然に意識不明となったので、緊急頭部CTを施行したところ、広範な脳出血を認めて加療を行うも翌日死亡した場合は、「医療に起因した死亡」に該当するのですか。

A 「併発症」に該当するので、「医療に起因した死亡」に該当しません。

捻挫のため受診したところ別途に脳出血が発現したという事例なので、別疾患の進行による死亡として、「併発症（提供した医療に関連のない、偶発的に生じた疾患）」に該当します。これは、「『医療に起因した死亡』に含まれない死亡」に当たりますので、「医療事故」に該当しません。なお、捻挫のための受診での診察・治療ですので、死亡は「予期しなかった」ものでしょうが、通

常、「診察」に見落としもないので「過誤」もなく、偶発的に生じた疾患ですので「起因」もありません。脳出血の原因となりそうな外傷もなければ、何ら問題とならない事例です。

Q28 ●医療事故の判断―具体例（併発症）
腰椎圧迫骨折のため入院した患者について、保存的治療を行っていたところ、突然、胸痛を訴えて意識消失となったので、心電図等から急性心筋梗塞を疑って緊急カテーテル冠動脈治療の準備中に死亡した場合、「医療に起因した死亡」に該当するのですか。

A　「併発症」に該当するので、「医療に起因した死亡」に該当しません。

　別疾患の進行による死亡が疑われ、「併発症（提供した医療に関連のない、偶発的に生じた疾患）」に該当します。これは、「『医療に起因した死亡』に含まれない死亡」に当たりますので、「医療事故」に該当しません。なお、腰椎圧迫骨折のための入院でしたから、死亡は「予期しなかった」ものでしょうが、通常、「診察」に見落としもないので「過誤」もなく、偶発的に生じた疾患ですので「起因」もありません。腰椎圧迫骨折の生じた原因に特に犯罪の疑いでもなければ、何ら問題とならない事例です。

Q29 ●医療事故の判断―具体例（原病の進行）
腹痛・呼吸困難・全身倦怠感を主訴に受診した患者について、精査の結果、進行性胆のうがん・肝転移・肺転移の診断で入院加療したが、肺転移による呼吸不全で死亡した事例は、「医療に起因した死亡」に該当するのですか。

A　「原病の進行」に該当するので、「医療に起因した死亡」に該当しません。

　胆のうがんの進行により死亡した事例であり、原疾患の進行による死亡なので、「原病の進行」に当たり、「『医療に起因した死亡』に含まれない死亡」に該当します。そこで、「医療事故」になりません。なお、進行性胆のうがん・肝転移・肺転移による入院加

療でしたから、死亡はそもそも「予期していた死亡」です。そこで、もともと「医療に起因した死亡」かどうかを検討する段階に進む必要すらない事例です。

30 ●医療事故の判断―具体例（疾患の見逃し）

Q いわゆる不作為の代表例として「疾患の見逃し」が挙げられますが、それもやはり「医療事故」になるのですか。

A 通常は「併発症」に該当し、必ずしも「医療事故」にはなりません。

「疾患の見逃し」はいわゆる不作為事例の代表として、「医療過誤」に当たるかどうかが裁判ではよく争われます。しかし、ここにいう「医療事故」に該当するかどうかは、全く別次元の枠組みで判断しなければなりません。

患者に疾患Aと疾患Bがあったのに、疾患Aにばかり気を取られて疾患Bを見逃し、疾患Bにより死亡してしまったとします。この場合、死亡を予期していた頃に別の疾患Bによって死亡してしまったとしたら、全体として見て、「予期していた死亡」に当たるので、「医療事故」には該当しません（もちろん、その場合でも、裁判では「医療過誤」と判断されて、損害賠償の対象となることはありえます。ただ、それは別次元の話です）。

次に、もしも（疾患Aによる）死亡を予期していなかったとしたら、（疾患Bによる）死亡が「予期しなかった死亡」に当たります。すると問題は、「医療」に起因した死亡かどうかに移ります。しかし、客観的に見れば、疾患Bに対しては何らの「医療」もしていなかったのですから、原則として「医療に起因した死亡」には当たりません。これは、併発症（提供した医療に関連のない、偶発的に生じた疾患）の一つと捉えることもできます。この点については、厚労省通知の一覧表（「医療に起因する（疑いを含む）」死亡又は死産の考え方）では、それら「への該当性は、疾患や医療機関における医療提供体制の特性・専門性によって異なる。」という表現で定められているのです。

院内対応Q&A 103

Q31 ●医療事故の判断―具体例（自殺）
入院して日が浅く、かつ症状も出てから間もない精神科の患者が、飛び降り自殺した場合は「医療事故」にならないのですか。

A **仮に「予期しなかった死亡」だったとしても、「医療」に起因しないので、「医療事故」になりません。**

　療養、転倒・転落、誤嚥、隔離・身体的拘束・身体抑制と同様に考えれば、いずれにしても結論は「医療事故」に当たりません。判断の順序としては、まず「予期しなかった死亡」かどうかを判断します。次に、「予期しなかった死亡」だとしたら、「医療に起因した死亡」かどうかを判断します。「自殺（本人の意図によるもの）」は、「医療」に当たらないので、「起因した」かどうか以前に判断でき、「医療に起因した死亡」に当たらずに結局、「医療事故」にはなりません。「療養、転倒・転落、誤嚥、隔離・身体的拘束・身体抑制」も今般の医療事故調査制度では「医療」には当たらないと分類されましたので、それらと同様です。

　ただ、それらは「自殺」と異なり、それらに先行した「医療」が大きな影響を与えた時は、特別に「医療に起因した死亡」と判断される場合もありうるだけです。

Q32 ●医療事故の判断―具体例（自殺）
末期がんで、いつ死亡してもおかしくない入院中の患者について、自らの予後が思わしくないことを悲観して希死念慮を抱くようになって自殺した場合、「医療事故」に該当するのですか。

A **「予期していた」し「医療に起因した」ものでもないので、医療事故に該当しません。**

　末期がんで、いつ死亡してもおかしくない入院患者なので、死亡は「予期していた」とおりですから、そもそも「予期しなかった死亡」に該当せず、「医療事故」ではありません。検討の必要はないのですが、念のため付け加えると、「自殺（本人の意図によるもの）」でもあるので、「『医療に起因した死亡』に含まれない死亡」に該当します。そこで、「医療に起因した死亡」でもありません。したがって、いずれにしても「医療事故」ではありません。

33 ●医療事故の判断―具体例（院内で発生した殺人）

Q 医療従事者が殺意を持って入院患者に大量のインスリンを投与し、患者を殺害した場合は、「医療事故」に該当するのですか。

A 「院内で発生した殺人」は「医療に起因した死亡」に該当しません。

故意の犯罪行為による死亡は、「その他」のうちの「院内で発生した殺人・傷害致死、等」に該当しますから、「『医療に起因した死亡』に含まれない死亡」に当たります。「医療に起因した死亡」に当たりませんので、「医療事故」に該当しません。もちろん、院内で犯罪行為が行われたのですから、発見し次第、管理者は警察に通報し、必要とあれば正式な刑事告発を行います。必ず当該医療従事者自身から直接に事実確認をし、患者への殺人行為を認めたら、直ちに懲戒解雇にします。なお、遺族に対する損害賠償は、使用者責任として直ちにその全額を履行し、その後に当該医療従事者に対して求償を行います。マスコミへの対応も必要になります。

34 ●予期しなかった死亡

Q 「予期しなかった死亡」と「医療に起因した死亡」は、どのような関係で判断するのですか？

A 2つの死亡は関係なく、別個独立に判断します。

「予期しなかった死亡」と「医療に起因した死亡」とは、関係づけずに、別個独立にそれぞれ判断されます。とはいえ、実際上、「医療に起因した死亡」を先に判断してしまうと、往々にして関係づけた判断をしてしまいがちです。そこで、実務運用上は、「予期しなかった死亡」かどうかを先に判断するのが要領です。そして、「予期しなかった死亡」と判断した後に、初めて、「医療に起因した死亡」かどうかを判断するのが適切です。「予期しなかった死亡」であって、その中で、「医療に起因した死亡」であったと判断された時に、初めて「医療事故」であると判断されるのです。

35

Q ●死亡の予期の「対象」
「予期しなかった死亡」にいう「予期」の対象は、「医療起因性」と「死亡」ですか、「死亡」だけですか。

A 「医療起因性」は予期の対象ではなく、単に「死亡」だけです。

医療法第6条の10第1項で「省令事項」とされた「当該死亡又は死産を予期しなかったもの」について、厚生労働省令である医療法施行規則第1条の10の2第1項では、「法第6条の10第1項に規定する厚生労働省で定める死亡又は死産（筆者注・予期されていなかったもの）は、次の各号のいずれにも該当しないと管理者が認めたものとする」と規定されています。

ここでいう当該死亡又は死産の予期の対象は、医療起因性ではなく、あくまでも当該患者の死亡又は死産です。

36

Q ●予期における程度
予期は、前もって見当をつけることといった程度の意味合いで使われる用語ですが、死亡時期の予期も厳密ではなくてよいのですか。

A 予期は緩い意味合いですので、死亡時期の予期も同様です。

予期という用語は、前もって見当をつけることといった程度の意味合いをもち、厳格ではなく緩いニュアンスです。予想とか予測に類していますが、やはりその中でも緩い程度の部類です。予見、予知、予断といった厳格なニュアンスの用語と比べると、その緩さがさらに一層はっきりします。

そうすると、予期の対象としての死亡時期についても、その程度はやはり緩くてよいのです。通常より早い時期に死亡すれば、予見はしていなかったかもしれませんが、予期はしていたというケースも多いのです。

付け加えれば、予期の程度が緩い点は、死亡時期の幅のみならず予期の対象が死亡だけを意味していることとも整合的です。

Q37 ●医療事故の判断—具体例（ベッド転落）

患者がベッドから転落して、急性硬膜下血腫で死亡した時は、医療事故ですか。

A 少なくとも「管理」に起因するので、医療事故ではありません。

まず、「予期しなかった死亡」かどうかですが、医療安全対策としての「転落」防止対策がきちんとなされていて、そのリスク幅を計っていた場合は、その残されたリスクの発現として「予期していた」と判断できることも多いでしょう。逆に、「転落」防止対策をきちんとしていないならば、「予期しなかった死亡」となるでしょう。

次に、「予期しなかった死亡」と判断した時は、ここで初めて、「医療に起因した死亡」かどうかの検討に入ります。「転落」はほとんどの場合、改正医療法では「医療」に当たらず、「管理」に当たります。そこで、「医療に起因した死亡」ではないと判断され、結局、「医療事故」ではないと判断されます。

このような判断の順序・筋道をたどるのが、今般の医療事故調査制度における「医療事故」の判断です。要領は、最初から「医療に起因した死亡」かどうかを直感的に考えてはならない、という点です。最初はとにかく、「予期しなかった死亡」かどうかをきちんと判断することが何よりも大切です。この点がまさに、パラダイムシフトなのです。

医療安全対策として、その残されたリスクの幅を計りつつ、きちんと防止策をとっていたならば、当該患者にも転落死のリスクがあることがわかっているわけです。そこで、さらに具体的に当該患者個人の臨床経過等を踏まえて、やはり転落死もありうると思っていた場合には、「予期していた死亡」と判断できるのです。こうして、「医療に起因した死亡」かどうかを考えずに、この時点で、「医療事故」ではないと結論づけるのです。

Q38 ●医療事故の判断─具体例（単純誤薬）

麻酔薬の10倍投与や造影剤の用法ミスのようないわゆる単純ミスによる誤投与での死亡は、必ず医療事故になるのですか。

A 単純ミス事例であっても、「予期していた死亡」の判断もありえます。

　まず、医療安全対策として、「誤投与」防止対策がきちんとなされてはいた。そこに当該医療機関の体制からして残されたリスクがあった。その幅もきちんと計っていた場合において、当該医療従事者も院内研修を通じてその残されたリスクを知っていた時、当該患者個人の臨床経過等を踏まえると当該患者に対してその残されたリスクが発現して、誤投与での死亡に至ることもありうると思っていたケースです。このような場合は、単純ミスによる誤投与事例であったとしても、「予期していた死亡」となって「医療事故」ではないとの判断もありえます。

　もちろん、このことは医療事故調査制度には乗らないというだけです。医療安全の確保・推進のために、さらなる「誤投与」防止の医療安全対策をとるべく、医療安全管理委員会で再び再発防止強化策を講じるなどして、それを院内研修で徹底させるのは当然です。単純ミス事例を常に「予期しなかった死亡」として位置づけ、「医療事故」と判断してしまうような医療機関は、即ち、きちんとした医療安全活動をしていない医療機関だということになるのです。だからこそ、「医療事故」として扱って院内事故調査を行い、センター報告するのも当然ですし、今般の医療事故調査制度としても医療の安全の確保・推進のために合目的的です。逆に、いつもきちんとした医療安全活動をしている医療機関にとっては、直ちに医療安全対策を強化すれば足りるので、わざわざ時間・手間をかけてまで事故「調査」などをする必要がありません。

　付け加えれば、それとは別に、いずれにしても単純ミスで明らかな過失ですので、遺族に誠実に謝罪して損害を賠償するのは大前提です。

39 Q ●医療事故の判断—具体例（検証の必要）

処置により死亡したが「予期していた」死亡とは言えるものの、処置から死亡まで余りにも短い期間の事例について、本当に問題がなかったかを検証するために調査してよいのですか。

A 「医療事故」ではないので制度には乗りませんが、別途の調査は自由です。

リスクのある処置で、その死亡が「予期していた」ことには問題がなく、「医療事故」と判断しないケースでは、当然、今般の「医療事故調査制度」には乗りません。ところが、処置から死亡まで余りにも短い期間での死亡だったため、本当に問題がなかったかどうかを検証したいということもあるはずです。

その場合は、「医療事故調査制度」とは切り離して、院内で任意に独自に検証すれば足ります。通常、医療安全管理委員会が主導することになるでしょう。ただし、センターに報告してはなりませんし、センターもそれを受付すると類似業務になるので受け取ってはなりません。

40 Q ●医療事故の判断—具体例（社会・患者の納得）

事前のインフォームドコンセントもできていて「医療事故」ではないのだが、繰り返し起きている死亡症例なので、対社会的・対患者的に納得を得るための検証として調査してもよいのですか。

A 「医療事故」ではないので制度には乗りませんが、別途の調査は自由です。

事前のインフォームドコンセントもきちんとできていて「予期していた死亡」であることには何ら問題がなく、「医療事故」と判断しないケースでは、当然、今般の「医療事故調査制度」には乗りません。ところが、同じパターンで繰り返し起きている死亡症例なので、対社会的・対患者的に納得を得るために、何らかの改善策を模索してその検証として調査したいということもあるかもしれません。その場合は、「医療事故調査制度」とは明確に切り離して、院内で任意に独自に検証すれば十分に足ります。通常は、医療安全管理委員会が主導することになるでしょう。もちろん、院内事故調査委員会が行ってはいけません。なお、その調査結果をセンターに報告し

てはなりませんし、センターもそれを受付すると類似業務になるので受け取ってはいけません。

●医療事故の判断—具体例（外科手術）

Q41 ハイリスクで一般的に死亡の可能性の高い外科手術は、「医療事故」とされてしまう確率が高いのではないですか。

A むしろ逆で、
手順さえ踏んでいれば、
外科手術は「医療事故」にされにくいのです。

ハイリスクで一般的に死亡の可能性の高い外科手術は幾多ありますが、きちんとインフォームドコンセントをして同意書を取得し診療録に記載しておくならば、むしろ外科手術後の死亡は、「予期していた」死亡と取り扱われ、「医療事故」にはされにくいのです。ハイリスクな診療科では、このような状況が多く生じます。

このことは、「医療過誤」が混在したとしても、何ら異なる結論にはなりません。もともと「死亡」自体を予期していたのですから、それがたとえ「過失」によってもたらされたとしても、「予期していた死亡」であったことは全く同じだからです。

もちろん、「医療事故」ではなくても「医療過誤」ではあるのですから、今般の医療事故調査制度とは切り分けた上で、遺族に謝罪して損害賠償をするなどの誠実な対応をしなければならないのは当然です。

●医療事故の判断—具体例（反復した症例）

Q42 たとえば腹腔鏡下肝切除術で反復して類似の死亡症例が続いた場合は、「医療事故」と判断されるのですか。

A 反復したとか連続したとかは関係なく、一症例一症例についてのそれぞれの「予期」で判断します。

たとえば腹腔鏡下肝切除術で反復もしくは連続して類似の死亡症例が続いたとしても、「予期していた死亡」かどうかは全体として後講釈で判断されるのではなく、一症例一症例についてのそれぞれの「予期」の有無で丁寧に判断し

ます。そして、類似症例の反復や連続は、今般の医療事故調査制度の開始を契機に、当該医療機関が一元的にすべての死亡症例をチェックする体制を築くことによって、見いだしていくべきことです。その上で医療安全管理の観点から、常時、医療安全管理委員会が適不適をスクリーニングして検証・改善を積み重ねていくことなのです。

しかし、もちろん、それらの症例の中に「過失」のあるものが存すれば、その当該遺族に対して謝罪して損害賠償をするなどの誠実な対応をするのは当然のことです。ただ、それは今般の「医療事故」とは全く別個の法体系での問題です。

43

●医療事故の判断―具体例（原病の進行）

Q 進行性胆のうがん・肝転移・肺転移の入院患者で、特に肺転移による早期死亡に重点を置いていたところ、肝転移の進行が早くて死亡した事例は、「予期しなかった死亡」ですか。

A 「原病の進行」を予期していたならば、「予期しなかった死亡」ではありません。

進行性胆のうがん・肝転移・肺転移による入院患者ですから、原病の進行によって肝臓であろうと肺であろうと、さらなる転移であろうと、どのようにでも早期死亡の事態はありえます。このような場合、肺転移による呼吸不全によって死亡しそうだと思っていたら、肝転移の進行が早過ぎたという時でも、入院中の早期の死亡を予期していたならば、「予期していた死亡」に該当します。

予期の対象は、肝転移による死亡か肺転移による死亡か、さらなる転移による死亡かではなく、「死亡」のみそのものだからです。

Q44 ●医療事故の判断―予期の総括

死因不詳だったり、医療過誤があったりしても、場合によっては「予期しなかった死亡」に該当しないこともある、と理解してよいのですか。

A
死因不詳のケースでも医療過誤のケースでも、「予期していた死亡」はありえます。

「医療事故」に対する従来の理解に対して、今般、パラダイムシフトによる「医療事故」概念の転換が起きました。医療起因性を中心として考え過ぎていたため、いつの間にか自然に、死因不詳のケースや医療過誤のケースは当然に「医療事故」であると思い込んでしまいがちでした。

しかし、各種の具体例のとおり、判断の中心は「医療起因性」から「予期」に移りましたので、発想の転換が必要となったのです。したがって、個別具体的な状況次第ではありますが、死因不詳のケースでも医療過誤のケースでも、「予期していた死亡」という判断がありうることになりました。

Q45 ●医療事故の判断―具体例（突然死）

突然死は「予期しなかった死亡」なので「医療事故」に当たるのですか。

A
「医療に起因した死亡」でないので「医療事故」ではありません。

いわゆる突然死は、通常は、「予期していた死亡」には当たらず、「予期しなかった死亡」に当たります。ここで注意を喚起しておきたいことは、予期の有無を判断する時には、医療行為との関係は全く判断せずに、端的に、「死亡」だけを予期していたかどうかを判断している、ということです。突然死は、通常は、「医療に起因し、又は起因すると疑われる死亡」には当たりません。しかし逆に、通常は、「予期しなかった死亡」には当たるのです。つまり、突然死は、「予期しなかった死亡」ではあるけれども、「医療に起因した死亡」ではないので、「医療事故」に該当しないと判断される

のです。
　このように、どのような場合にも直感的・短絡的に判断せずに、一つひとつ丁寧にその要件を手順を踏んで判断することが大切なのです。

Q46 ●「予期」の判断手続
「予期していた」ことの判断には、どのような手続が必要ですか。

A
厚労省令に判断手続として、「説明」「記録」が明文化されています。

　厚労省令である医療法施行規則第1条の10の2第1項に、
「一　病院等の管理者が、当該医療が提供される前に当該医療従事者等が当該医療の提供を受ける者又はその家族に対して当該死亡又は死産が予期されることを説明していたと認めたもの」
「二　病院等の管理者が、当該医療が提供される前に当該医療従事者等が当該死亡又は死産が予期されることを当該医療の提供を受ける者に係る診療録その他の文書等に記録していたと認めたもの」
と明文化されています。

Q47 ●予期判断の順序
予期判断は、厚労省令の順番通りに「説明」そして「記録」としなければならないのですか。

A
運用実務上は、
「記録」そして「説明」とするのが適切です。

　医療従事者の目指すところは、本来、第一に丁寧な患者への「説明」、そして第二に充実した「記録」記載の順序です。
　しかし、実務運用上、医療機関が予期判断をする順序は、第一に全ての死亡症例の一元的な「記録」チェックであり、第二に「記録」不十分な症例の「説明」の個別チェックです。
　厚労省令は、判断順序を法的に拘束してはいませんので、実務運用は「記録」「説明」の順番で行うのが適切です。

48 **Q** ●死亡可能性の説明・記録
「死亡する可能性がある」ということのみ説明されていた場合でも、予期していたことになるのですか。

A 一般的な死亡可能性のみの説明や記録では足りません。

厚労省 Q&A4. では、次のように述べています。
「医療法施行規則第1条の10の2第1項第1号の患者又はその家族への説明や同項第2号の記録については、当該患者個人の臨床経過を踏まえ、当該患者に関して死亡又は死産が予期されることを説明していただくことになります。

したがって、個人の病状等を踏まえない、「高齢のため何が起こるかわかりません」、「一定の確率で死産は発生しています」といった一般的な死亡可能性についてのみの説明又は記録は該当しません。」

49 **Q** ●説明と記録の留意点
「予期していた」と判断するためには、一般的な死亡の確率の説明や記録だけでは足りないのですか。

A 当該患者の臨床経過等を踏まえてのことが必要です。

通知では、「省令第一号及び第二号に該当するものは、一般的な死亡の可能性についての説明や記録ではなく、当該患者個人の臨床経過等を踏まえて、当該死亡又は死産が起こりうることについての説明及び記録であることに留意すること」と定められています。

当該患者の臨床経過等の記録や説明に続けて、「あなたの臨床経過ですと、死亡という事態も起りえます」という趣旨が「予期」認定には必要とされています。

Q50

●説明の努力目標

死亡の予期を説明する際には、どのようなことに努力しないといけないのですか。

A

適切な説明と患者・家族の理解が説明の努力目標です。

通知には、「患者等に対し当該死亡又は死産が予期されていることを説明する際は、医療法第1条の4第2項の規定に基づき、適切な説明を行い、医療を受ける者の理解を得ようと努めること（参考：医療法第1条の4第2項）。医師、歯科医師、薬剤師、看護師その他の医療の担い手は、医療を提供するに当たり、適切な説明を行い、医療を受ける者の理解を得るよう努めなければならない」と定められています。ただ、これはあくまでも努力目標です。

Q51

●記録・説明共に不十分な時の予期

記録も説明も不十分だと「予期しなかった」ことになってしまうのですか。

A

従事者の事情聴取と安全管理委員会の意見聴取で十分です。

医療法施行規則第1条の10の2第1項に、
「三　病院等の管理者が、当該医療を提供した医療従事者等からの事情の聴取及び第1条の11第1項第2号（筆者注・医療の安全管理のため）の委員会からの意見の聴取（当該委員会を開催している場合に限る）を行った上で、当該医療が提供される前に当該医療従事者等が当該死亡又は死産を予期していると認めたもの」と明文化されています。

これは、法令上、救急医療等の典型的な場合に限定されているわけではなく、広く記録も説明も不十分な場合に適用されうるものです。

52 Q ●規則第1条の10の2第1項第3号の適用範囲
医療法施行規則第1条の10の2第1項第3号に該当する場合とは、どのような状況を想定すればよいのですか。

A 典型的には緊急の場合や反復の場合ですが、もちろんそれらのみに限りません。

厚労省Q&A5.では、次のように述べています。「医療法施行規則第1条の10の2第1項第3号に該当する具体的事例は、例えば以下のような場合が考えられます。
①単身で救急搬送された症例で、緊急対応のため、記録や家族の到着を待っての説明を行う時間の猶予がなく、かつ、比較的短時間で死亡した場合
②過去に同一の患者に対して、同じ検査や処置等を繰り返し行っていることから、当該検査・処置等を実施する前の説明や記録を省略した場合

いずれにしても、医療法では医師等の責務として、医療を提供するにあたっては、適切な説明を行い、医療を受ける者の理解を得るよう努めなければならないとされていること等に基づき、医療行為を行う前に当該患者の死亡の可能性が予期されていたものについては、事前に説明に努めることや診療録等へ記録することが求められます。」

つまり、上記①のような緊急の場合や上記②のような反復の場合が典型的です。しかしながら、もちろん、それらのみに限定されているわけではありません。

53 Q ●予期の主体
省令である医療法施行規則第1条の10の2第1項の第1号～第3号には、予期の主体として「医療従事者等」と規定されていますが、これはどの範囲の人を指しているのですか。

A 当該医療を提供した医療者のチームを指します。

省令である医療法施行規則第1条の10の2第1項の第1号～第3号には、「当該医療従事者等」が予期の主体である旨、定められています。そして、第3号には、「当該医療を提供した医療従事者等」とも規定されています。した

がって、「当該医療従事者等」とは、当該医療を提供した医療者のチームを広く指します。予期の主体はチーム医療の構成員全員を指していますので、そのうち誰かひとりが予期していれば、「予期していた死亡」となるのです。

54 ●医療安全管理委員会のない場合
Q 安全管理委員会がない場合でも、従事者からの意見聴取だけで、「予期していた」と認定できるのですか。

A 安全管理委員会がない時には従事者の意見聴取で足ります。

省令第3号は、たとえばひとりの医師の無床診療所で医療安全管理委員会が存しない場合でも、医療従事者等からの意見聴取だけで適用されうるのです。もちろん、任意に医療安全管理委員会を設置した方が望ましいのですが、省令上はこれで足りるのです。こういう意味も含めて、省令第3号は極めて適用が広く、有効に活用できる定めなのです。

55 ●死産の取扱い
Q 死産も死亡と並んで規定されていますが、「医療事故」判断に違いはあるのですか。

A 「死産」も「死亡」と同じ判断枠組みです。

医療法第6条の10第1項では、「病院、診療所又は助産所（以下この章において「病院等」という）の管理者は、医療事故（当該病院等に勤務する医療従事者が提供した医療に起因し、または起因すると疑われる死亡または死産であって、当該管理者が当該死亡又は死産を予期しなかったものとして厚生労働省令で定めるものをいう。以下この章において同じ）が発生した場合には、厚生労働省令で定めるところにより、遅滞なく、当該医療事故の日時、場所及び状況その他厚生労働省令で定める事項を第6条の15第1項の医療事故調査・支援センターに報告しなければならない」と定められています。「死産」も「死亡」と同じ枠組みです。

Q56 ●妊婦健診で通院継続中の死産
妊婦健診で通院継続中の死産は、「予期しなかった死産」として「医療事故」となるのですか。

A 原則として「医療事故」には当たりません。

通知では、「死産については「医療に起因し、又は起因すると疑われる、妊娠中または分娩中の手術、処置、投薬及びそれに準じる医療行為により発生した死産であって、当該管理者が当該死産を予期しなかったもの」を管理者が判断する」「人口動態統計の分類における「人工死産」は対象としない」と定められています。

したがって、妊婦健診で通院継続中の死産は、侵襲的な検査に基づく死産など特殊な場合を除き、原則として「医療事故」に当たりません。

Q57 ●「医療事故」概念のシフト
今まで使ってきた「医療事故」の概念が、パラダイムシフトにより、違う意味に変わったのですか。

A パラダイムシフトに伴い、「医療事故」概念も変わりました。

今までの「医療事故」概念は極めて広い意味でした。「医療」には「管理」も含み、「事故」には「過誤」も必ず含み、「予期しなかった」要件と「医療に起因した」要件とでは前者より後者を重視していたのです。しかし、「原因究明・再発防止」から「再発防止」のみへ、また、「説明責任・学習」から「学習」のみへ、パラダイムシフトが起こりました。

このパラダイムシフトに伴い、「医療事故」の概念もシフトしたのです。「医療」には「管理」を含まず、「事故」は「過誤」の有無は問わず、「医療に起因した」要件よりも「予期しなかった」要件を重視することになりました。今後は、このパラダイムシフトに沿うよう、発想の転換が必要とされます。

58 Q ●「医療事故」に代わる慣用語

今般の改正医療法で「医療事故」が厳密に定義されてしまいましたので、今後は、今まで医療事故と呼んでいたものは何と呼べばよいですか。

A 法律上の「医療事故」に代わる慣用語は、「アクシデント」で足ります。

　今般の改正医療法で、「医療」をしぼり、かつ、医療「起因性」中心でなく、「予期」を中心とした「医療事故」という概念が定義されました。今まで慣用的に使われてきた「医療事故」をそのまま使うと、混乱が生じかねません。

　今後は、医療過誤を含み、医療も管理も取り入れた、起因性中心の概念は、別の慣用語に代えた方がよいでしょう。

　「患者有害事象」や、単に「有害事象」という言葉もありますが少々堅いので、もっと柔らかな用語が適しています。法律上の「医療事故」に代わる慣用語は、たとえば「アクシデント」ではいかがかと思います。

59 Q ●医療事故の判断主体

「医療事故」かどうかを判断するのは、管理者ですか当該医療従事者ですか。

A 管理者が当該医療従事者と共に、組織で判断します。

　通知では、「管理者が判断するに当たっては、当該医療事故に関わった医療従事者等から十分事情を聴取した上で、組織として判断する」と定められています。

　つまり、管理者は、組織としての判断にあたって、必ず当該医療従事者から十分に事情を聴取しなければならず、これを判断に反映させなければなりません。管理者は、当該医療従事者と共に、医療機関という組織として判断するのです。

Q60 ●管理者の役割

今般の医療事故調査制度では、医療機関の裁量は大きくなったものの「管理者受難の時代」とも言われていますが、管理者にはどのような役割が期待されているのですか。

A 当該医療機関を一体としてまとめて、医療安全の確保を担う役割です。

今般の医療事故調査制度では、その発動を管理者が決めることになりました。ただし、管理者は諸々の判断の際に、独断と偏見でなく、当該医療機関の代表として行わなければなりません。つまり、関与した当該医療従事者、関与していない医療従事者を含めて合意形成をし、組織内において一体として意見を取りまとめていく必要があります。「医療事故」のような局面ではどうしても動揺が起き、緊張を強いられますが、管理者は組織としての手順を踏んで対応しなければなりません。

時間についても「遅滞なく」で足りますので、たとえば24時間以内などと慌てることなく、時間をかけて丁寧に対応するのです。そのようにして、着実に医療安全の確保・推進を担うのが管理者の役割なのです。

Q61 ●医療事故の際の死亡診断書作成

「予期しなかった死亡」になったときでも死亡診断書を作成するのでしょうが、その際の病名は「疑い病名」でよいのですか。

A 死亡診断書作成と医療事故調査とは切り離して扱います。

死亡診断書作成は切り離して行うべきであり、医療事故調査とリンクさせる必要はありません。

時間的な前後関係で言えば、死亡診断書を作成・交付した後に、「医療事故」かどうかを判断し、その後に院内事故調査を行うのが通常です。時には、その後の院内調査の結果、違う結論も出てくるかもしれません。しかし、だからといって、既に作成・交付した死亡診断書の記載を変更する必要はありません。

その意味では、結果論として、死亡当時のいわば「疑い病名」でよいということになります。

Q62 ●遺族の異議と管理者の判断間違い
遺族や当該医療従事者は管理者判断に異議を申し立てられるのですか。逆に、管理者はその判断間違いを訂正できるのですか。

A 何人も異議は申し立てられませんが、事実上、管理者は判断を訂正できます。

医療法では、「医療事故」に該当するかどうかの判断と最初の報告は、医療機関の管理者が行うことと定められており、遺族が「医療事故」としてセンターに報告する仕組みとはなっていません。管理者の判断結果に対しては、何人といえども異議を申し立てることはできません。

しかし、事実上、遺族の話に基づき「医療事故」と判断し直したり、逆に、当該医療従事者の話に基づき「医療事故ではなかった」と判断し直して発生報告を取り下げることは、いずれも錯誤に基づくものとしては可能です。

Q63 ●センターや支援団体の介入
センターや支援団体は、医療機関の管理者からの求めがなくてもその判断プロセスに介入できるのですか。

A 管理者の求めがない時には判断過程に介入できません。

センターや支援団体は、管理者からの求めがない場合には、相談名下に医療事故の判断プロセスに介入してはなりません。

通知では、「管理者が判断する上での支援として、センター及び支援団体は医療機関からの相談に応じられる体制を設ける。管理者から相談を受けたセンター又は支援団体は、記録を残す際等、秘匿性を担保すること」と定めるに留まっています。

Q64 ●医療事故調査の流れ
「医療事故」が起きたときに、具体的にどのような流れで調査が行われるのですか。

A 必要に応じて支援団体の支援を受けつつ、院内事故調査をします。

　厚労省Q&A6.では、次のように述べています。「医療機関は、医療事故が発生した場合、まずは遺族に説明を行い、医療事故調査・支援センターに報告します。その後、速やかに院内事故調査を行います。医療事故調査を行う際には、医療機関は医療事故調査等支援団体（注）に対し、医療事故調査を行うために必要な支援を求めるものとするとされており、原則として外部の医療の専門家の支援を受けながら調査を行います。院内事故調査の終了後、調査結果を遺族に説明し、医療事故調査・支援センターに報告します。

　また、医療機関が「医療事故」として医療事故調査・支援センターに報告した事案について、遺族又は医療機関が医療事故調査・支援センターに調査を依頼した時は、医療事故調査・支援センターが調査を行うことができます。調査終了後、医療事故調査・支援センターは、調査結果を医療機関と遺族に報告することになります」

注　「医療事故調査等支援団体」とは、医療機関が院内事故調査を行うに当たり、必要な支援を行う団体。

Q65 ●医療事故調査のガバナンス
ガバナンスが大切ですが、医療事故調査のガバナンスで注意すべき点は何ですか。

A 慌てず、自ら騒がず、静かに、なすべき作業を進めることです。

　「医療事故」と判断しても、慌てて警察に届けたり、自ら病院ホームページに掲載して記者会見で公表して騒いだりするような、当該医療従事者の人生や名誉を傷つけるだけでなく、自らの医療機関自体を危急存亡の非常事態に陥れるようなことを軽々しくしてはなりません。静かに、遺族に粘り強く説明し、院内で事故調査を精力的に進めるなど、法令に則ったなすべき作業を進めていくことが大切

です。

ガバナンスとは、公共的な第三者に委ねて自らは免れようとすることでも、逆に、公共的な第三者に公表してただ事を大きくすることでもありません。自己統治して、我慢しつつ必要な作業を静かに合理的に行うことです。

66 ●医療事故調査のコンプライアンス
Q 法令遵守が大切ですが、医療事故調査の法令遵守で注意すべき点は何ですか。

A 法令に則って、過不足なく対処することです。

今般の医療事故調査制度は、説明責任でも社会的責任でも原因究明でもなく、パラダイムシフトによって、もっぱら医療の安全の確保のために冷静に合理的に再発防止を目指そうとして、あえて法律・省令・通知で法的制度として成立したものです。したがって、法令に則って、過不足なく対処していくことこそが大切です。「過ぎたるは及ばざるがごとし」とも言われるとおり、熱心さの余り前のめりになって、制度にかこつけて取扱いを拡大させようとしてはいけません。

日本全国約17万以上の医療機関に対して適用されるのですから、法令に則って過不足なく対処し、混乱は最小限におさめることが全国民にとって何よりも重要です。

67 ●医師法21条の運用―ある法医学者達との合意
Q 医師法21条の運用において、診療関連死と一般の異状死の死因究明は分離して考えるべきなのですか。

A 医療機関が継続的に診療した後に看取ったものは外表異状説とし、それ以外とを分けます。

『月刊集中』2014年11月号、2014年11月3日付MRICに掲載された考え方が、妥当な解釈運用方針です。その抜粋は、次のとおりです。

「1　ある法医学者達との合意
2014年10月15日、千葉市内で、筆者（井上）と石原憲治氏（千葉大法医学特任研究員、京都府立医

院内対応Q&A | **123**

大法医学特任教授)・岩瀬博太郎氏(千葉大法医学教授、東大法医学教授)は、柳原三佳氏・中原のり子氏・杉原正子氏の立会いの下、「医師法21条の運用において、診療関連死と一般の異状死の死因究明は分離して考えるべきである」という解釈運用方針で意見の一致を見た。「医療機関が継続的に診療したのちに看取ったものについて外表に異状が無ければ、警察に届け出なくても医師法21条違反に問われない可能性がある。他方、医療機関に看取られたものでない事例(たとえば自宅で若者が突然死したり、路上で亡くなったり、意識障害下で救急搬送後に院内で死亡するなど)につ いては、外表の異状の有無のみにこだわることなく、広く警察に届け出るべきであるし、そうでなければ、毒殺事例の見逃しが続発する」という解釈運用方針に関する合意である。このような解釈運用方針に沿って政策を進めることができれば、診療関連死については医療現場を混乱させることなく遺族への誠実な対応が推進できるであろうし、他方、診療関連死以外の死亡例については犯罪発見も含めた一般的な死因究明が推進されるであろう、という共通認識に基づく。これは、文理解釈・論理解釈よりも目的論的解釈を優先させた解釈運用指針と言ってよい」

Q68 ●センター報告と警察届出
センターに「医療事故」を報告すれば警察に届け出なくてよい、などという法解釈があるのですか。

A 今般の医療事故調査制度と警察届出を結び付ける俗説に惑わされてはいけません。

　医師法21条の異状死体の届出は、診療関連死については外表異状の運用で固まりました。もともと医師法21条や警察届出と、今般の医療事故調査制度とは、何らの関わりもありません。にもかかわらず、今もってセンターに「医療事故」を報告すれば警察に届け出なくてもよい、などという俗説が出回っているようです。

　医師法21条に関連した俗説は、過去に多く流布されましたが、いずれも到底、法解釈とは言

えないものばかりでした。今般の医療事故調査制度と警察届出を結び付けようなどというのも、法解釈とは言えない俗説ですので、惑わされないようにすべきです。

Q69 ●警察届出規定の削除義務
院内規則に「医療過誤またはその疑いに起因した死亡が生じたら所轄警察署に届け出る」という定めが残っているのですが、削除した方がよいのですか。

A 管理者の責務として、直ちに警察届出規定を削除しなければなりません。

既に、死亡診断書記入マニュアルから警察届出に関する余分な記載が削除され、警察届出規定のよりどころであった厚生労働省のリスクマネージメントマニュアル作成指針も失効していた事実が確認され、厚労省自身も諸々の公式の場で警察届出規定のごとき指導はしていないことを言明しています。

「医療過誤またはその疑いに起因した死亡」（通称、「異状死」と呼ばれています。医師法21条の「異状死体」届出とは全く意味が違います）を警察に届けている慣行は、医療機関の得手勝手な自主的かつ任意の届出に過ぎません。このままだと、管理者が何かのきっかけで、法的な責任を問われかねません。したがって、管理者は、その責務として、直ちに院内規則から警察届出規定を削除しなければなりません。

2. 医療機関からセンターへの事故の報告について

Q70 ●センターへの報告方法
医療機関からセンターへの事故の報告方法については、口頭ではいけないのですか。

A 書面またはWeb上のシステムでなければなりません。

省令である医療法施行規則第1条10の2第3項では、「法第6条の10第1項の規定による医療事故調査・支援センターへの報告は次のいずれかの方法により行うものとする。
一　書面を提出する方法
二　医療事故調査・支援センターの使用に係る電子計算機と報告をする者の使用に係る電子計算機とを電気通信回線で接続した電子情報処理組織を使用する方法」
と定められています。通知でも同様に、「以下のうち、適切な方法を選択して報告する。
●書面
●Web上のシステム」
とあります。

Q71 ●管理者が必要と認めた報告事項
センターへの報告事項として、「診療科」や「医療事故の状況」は必須なのですか。

A 管理者が必要と認めた限りでの情報で足ります。

医療法施行規則第1条の10の2第3項のうち、第4号では「前各号に掲げるもののほか、当該医療事故に関し管理者が必要と認めた情報」としか定められていません。ここでの報告はいわば事故発生の初動報告に過ぎず、事故調査はこれからです。また当然、非識別非特定の情報に限定されます。

そこで、これらの趣旨を踏まえて、「管理者が必要と認めた」限りでの情報にしぼられます。診療科、疾患名・臨床経過等、報告時点で把握している事故状況の範囲、不明な事項など、すべて管理者が必要と認めた範囲・事柄・表現方法に限定されるのです。特に、初動の報告内容が調査後に変わると、大きな混乱が起こるので、慎重さが必要です。

72 ●センターへの報告事項一覧

Q 医療機関からセンターへの報告事項はどのような項目なのですか。

A 省令と通知に報告事項の一覧が示されています。

省令である医療法施行規則第1条の10の2第3項では、「法第6条の10第1項に規定する厚生労働省令で定める事項は、次のとおりとする。
一 病院等の名称、所在地、管理者の氏名及び連絡先
二 医療事故（法第6条の10第1項に規定する医療事故をいう。以下同じ）に係る医療の提供を受けた者に関する性別、年齢その他の情報
三 医療事故調査（法第6条の11第1項に規定する医療事故調査をいう。以下同じ）の実施計画の概要
四 前各号に掲げるもののほか、当該医療事故に関し管理者が必要と認めた情報」
と定められていて、通知では、もっと詳しく、
「○以下の事項を報告する。
●日時／場所／診療科
●医療事故の状況
・疾患名／臨床経過等
・報告時点で把握している範囲
・調査により変わることがあることが前提であり、その時点で不明な事項については不明と記載する。
●連絡先
●医療機関名／所在地／管理者の氏名
●患者情報（性別／年齢等）
●調査計画と今後の予定
●その他管理者が必要と認めた情報」
と定められています。

Q73 ●医療事故発生報告の書式例
法令に則った医療事故発生報告の書式は、どのようなものですか。

A 法律・省令・通知に則った書式例は、たとえば次のとおりです。

医療事故発生報告（医療法第6条の10第1項）
平成〇〇年〇月〇〇日

医療事故調査・支援センター　御中

医療機関名
所在地

連絡先　TEL：
　　　　FAX：
管理者氏名

　当院管理者は、医療法第6条の10第1項に定める「医療事故」が発生したと判断しましたので、同条項に基づき以下のとおり貴センターに報告します。
　なお、本文書は医療安全の確保を目的とするもので、組織及び個人の責任の追及を目的とするものではありません。当院管理者は、貴センターに対し、貴センターの守秘義務及びWHOドラフトガイドラインが求める秘匿性（厳格な非識別性）の確保を遵守し、本文書を遺族、行政庁・捜査機関を含む第三者に開示しないことを強く要請します。

1. 患者情報
   (1)　性別（男・女）
   (2)　年齢：　　才
   (3)　その他

2. 死亡の状況
   (1)　死亡日時：　年　月　日　時　分
   (2)　死亡場所：
   (3)　医療を提供した診療科
   (4)　疾患名：
   (5)　臨床経過（客観的事実の経過）：
   ※注　報告時点で把握している範囲で記載しています。
   ※注　報告時点で不明な事項については不明と記載しています。
   ※注　臨床経過の記載は、職員個人が本報告書と他の情報（病院ホームページや職員リストなど）を踏まえても識別できないようにしています（参照：医療法施行規則第1条の10の4第2項柱書）。

3. 医療事故調査の実施計画の概要
   (1)　予定される期間：
   (2)　調査内容：
   ※注　報告時点での予定で記載しています。未定であれば検討中と記載しています。

4. その他

以上

Q74 ●センターへの報告期限
医療機関からセンターへの報告期限は、どのように定められているのですか。

A 法律でも通知でも「遅滞なく」というだけです。

医療法第6条の10第1項では、「遅滞なく……センターに報告しなければならない。」と定めるに留まっています。

通知でも、「個別の事案や事情等により、医療事故の判断に要する時間が異なることから具体的な期限は設けず、「遅滞なく」報告とする。

※なお、「遅滞なく」とは、正当な理由無く漫然と遅延することは認められないという趣旨であり、当該事例ごとにできる限りすみやかに報告することが求められるもの」という程度のものです。

Q75 ●報告日数の目途
具体的に、医療事故の発生報告の目途はどのくらいと見たらよいですか。

A 事故認定に要する通常日数を考えると、1カ月くらいが目途です。

法律や通知で規定された「遅滞なく」というのは、法令用語からすると、怠慢は駄目だが必ずしも急がなくてもよいという意味です。「直ちに」や「速やかに」というのと比べても、ゆっくりです。

実際、「医療事故」の認定作業には、「予期しなかった」死亡の3要件のチェックが必要ですし、その後にも、医学的・科学的な「医療に起因した」死亡の客観的な認定も必要となります。もちろん、稀には当該医療従事者たる医師が退職してしまっていて、「予期しなかった」死亡症例の抽出に手間取ることもあるでしょう。そうすると、1カ月くらいを目途とするのが通常ですが、相当な事情により延びても構わないのです。

3. 医療事故の遺族への説明事項等について

Q76 ●事故発生報告前の遺族への説明
医療事故が発生したと管理者が判断した時は、センターへ報告する前に行うべきことがあるのですか。

A まず、センター報告前に遺族に説明しなければなりません。

医療法第6条の10第2項が、遺族への説明について、「病院等の管理者は、前項の規定による報告をするに当たっては、あらかじめ、医療事故に係る死亡した者の遺族又は医療事故に係る死産した胎児の父母その他厚生労働省令で定める者（以下この章において単に「遺族」という）に対し、厚生労働省令で定める事項を説明しなければならない。ただし、遺族がないとき、又は遺族の所在が不明であるときは、この限りでない。」と定めています。

Q77 ●遺族説明の立法趣旨
なぜ、センターへの事故発生報告の前に、遺族に説明するのですか。

A 個人情報の利用や第三者提供の前にその同意を取得するのと同様の立法趣旨です。

医療事故が発生したら、もっぱら将来の医療安全の確保のために、院内で事故調査を行うことになります。しかし、これは死亡した患者の情報を利用して調査をすることですし、また、その調査開始を第三者であるセンターに、患者の情報を事故発生情報として提供することでもあります。通常ならば遺族の同意を取り付けるところなのですが、今般は法律である医療法によって同意が擬制されています。そこで、その限りでは、あらかじめ遺族にそのおおよそを説明しておくのが、同意擬制の正当化根拠となるからなのです。

当然、遺族への説明責任や遺族の納得を定めたものではありません。

78 Q ●遺族の範囲
死亡した患者の遺族とは具体的に誰のことですか。

A 遺族の範囲は、常識的な判断で足ります。

通知では、
「○「遺族」の範囲について
同様に遺族の範囲を法令で定めないこととしている他法令（死体解剖保存法）の例にならうこととする」と定めるに留まっています。

遺族と判断できる人が複数いる時は、
「○遺族側で遺族の代表者を定めてもらい、遺族への説明等の手続はその代表者に対して行う」こととされています。

79 Q ●遺族の具体的範囲の指針
本制度における「遺族」とは、具体的にどの範囲の者を指すのですか。

A 遺族の範囲は「診療情報の提供等に関する指針」も参考になります。

厚労省Q&A7.では、次のように述べています。「実際に医療事故が発生した際には、個々の事案によりますが、例えば「診療情報の提供等に関する指針」では、「患者の配偶者、子、父母及びこれに準ずる者（これらの者に法定代理人がいる場合の法定代理人を含む。）」とされておりますので、参考としてください。

なお、遺族への説明等の手続は、遺族に相当する方全員という意味ではなく、遺族の側で代表者を定めていただき、その代表者の方に対して行うこととしております。」

Q 80 ●死産した胎児の遺族
死産した胎児の遺族は誰ですか。

A 死産した胎児の父母や祖父母です。

省令である医療法施行規則第1条の10の3第1項では、「法第6条の10第2項に規定する厚生労働省令で定める者は、当該医療事故に係る死産した胎児の父母、祖父母とする」と定められています。

通知でも同様に、
「○「死産した胎児」の遺族については、当該医療事故により死産した胎児の父母、祖父母とする」
「○遺族側で遺族の代表者を定めてもらい、遺族への説明等の手続はその代表者に対して行う」
と定められています。

Q 81 ●遺族への説明事項一覧
医療機関から遺族への説明事項はどのような項目なのですか。

A 省令と通知に説明事項の一覧が示されています。

省令である医療法施行規則第1条の10の3第2項では、「法第6条の10第2項に規定する厚生労働省令で定める事項は、次のとおりとする。
一 医療事故が発生した日時、場所及びその状況
二 医療事故調査の実施計画の概要
三 医療事故調査に関する制度の概要
四 医療事故調査の実施に当たり解剖又は死亡時画像診断（磁気共鳴画像診断装置その他の画像による診断を行うための装置を用いて、死体の内部を撮影して死亡の原因を診断することをいう。次条第5号において同じ）を行う必要がある場合には、その同意の取得に関する事項」
と示されています。

通知では、もっと詳しくその一覧が、
「○遺族へは、以下の事項を説明する。

●医療事故の日時、場所、状況
・日時／場所／診療科
・医療事故の状況
・疾患名／臨床経過等
・報告時点で把握している範囲
・調査により変わることがあることが前提であり、その時点で不明な事項については不明と説明する。

●制度の概要
●院内事故調査の実施計画
●解剖又は死亡時画像診断（Ai）が必要な場合の解剖又は死亡時画像診断（Ai）の具体的実施内容などの同意取得のための事項
●血液等の検体保存が必要な場合の説明」と示されています。

Q82 ●管理者が必要と認めた説明事項
遺族への説明事項として、「診療科」や「医療事故の状況」は必須なのですか。

A 管理者が必要と認めた限りでの情報で足ります。

医療法施行規則第1条の10の3第2項のうち、第1号では「医療事故が発生した日時、場所及びその状況」としか定められていません。ここでの説明はいわば事故発生の初動説明に過ぎず、事故調査はこれからです。また当然、非識別非特定の情報に限定されます。そこで、これらの趣旨を踏まえて、管理者が必要と認めた限りでの情報にしぼられます。診療科、疾患名・臨床経過等、説明時点で把握している事故状況の範囲、不明な事項など、すべて管理者が必要と認めた範囲・事柄・表現方法に限定されるのです。特に、初動の説明内容が調査後に変わると、大きな混乱が起こるので慎重さが必要です。

Q83 ●遺族への説明方法
遺族への説明はどのようにするのですか。

A 遺族へは「センターへの報告事項」の内容をわかりやすく説明します。

通知では、「遺族へは、『センターへの報告事項』の内容を遺族にわかりやすく説明する」としか定められていません。この医療事故調査「制度の概要」として、特に制度の目的・趣旨は誤解されやすい点なので、遺族への説明責任や遺族の納得のためではないこと、原因究明のためでもないことと、そして、もっぱら将来の医療安全の確保・推進のためであることを、わかりやすく説明することが必要です。さらに、遺族へのこの説明は、説明責任や説明義務としての「説明」ではなく、死亡した患者の情報を将来の医療安全の確保・推進のために広く利用させてもらっていること、センターという第三者にこれから情報提供するので、その限りで法律の定めに従ってあらかじめ説明していることを理解してもらうことが肝要です。

4. 医療機関が行う医療事故調査について

84

Q ●院内での医療事故調査の組織・構成
院内での医療事故調査は、どのような組織・構成で行うべきなのですか。

A 組織・構成に
法令の規制はないので、
自主的に決めれば足ります。

医療法第6条の11第1項は、「病院等の管理者は、医療事故が発生した場合には、厚生労働省令で定めるところにより、速やかにその原因を明らかにするために必要な調査（以下この章において「医療事故調査」という）を行わなければならない」と定めるに留まっていて、省令・通知にも組織・構成についての規制はありません。ですから、自主的に考えて決めれば足ります。

85

Q ●小規模医療機関の院内事故調査
小規模な医療機関（診療所や助産所など）で院内事故調査はできますか。

A 小規模な医療機関でも
院内事故調査を
無理なく行います。

厚労省Q&A11では次のとおりに述べています。
「本制度では、法律上、すべての病院、診療所、助産所に対して、医療事故が発生した場合の院内調査が義務づけられており、小規模な医療機関であっても院内事故調査を行っていただくことになります。
医療機関が調査を行う際は、専門家の派遣等の医療事故調査等支援団体の支援を求めることとしておりますので、適切にご対応ください。また、医療事故調査・支援センターにおいても相談等を受け付けています。
医療事故調査・支援センターや医療事故調査等支援団体の支援については以下のとおりです。
1．医療事故調査・支援センターでは、医療事故の判断など制度全般に関する相談や調査等に関する助言などの支援を行います。
2．医療事故調査等支援団体では、以下のような支援を行うことを想定しています。
・医療事故の判断に関する相談
・調査手法に関する相談、助言

・報告書作成に関する相談、助言（医療事故に関する情報の収集・整理、報告書の記載方法など）
・院内事故調査委員会の設置・運営に関する支援（委員会の開催など）
・解剖、死亡時画像診断に関する支援（施設・設備等の提供含む）
・院内調査に必要な専門家の派遣
こういった仕組みを通じて、適切に調査を行っていただきますようお願いします。」

86

Q ●院内医療事故調査委員会の組織
法令上の規制はないとしても、院内で医療事故調査委員会を組織する時は、どのような点に留意すればよいのですか。

A 医療安全のためなので、医療安全管理委員会の傘下に組織すべきです。

　院内での医療事故調査は、医療安全の確保・推進のために行うものです。ですから、医療安全管理の一環として行っていることを明確にするため、院内医療事故調査委員会を組織する時は、必ず医療安全管理委員会の傘下に設置するべきです。ちなみに、医療安全管理委員会の開催は、病院と有床診療所には義務づけられていますが、無床診療所には義務づけられてはいません。しかし、無床診療所であっても、少なくとも院内に医療事故調査委員会を設ける際には、併せて医療安全管理委員会を自主的に設置するのが適切です。なお、両委員会のメンバーは全員が重複しても構いません。

87

Q ●院内医療事故調査委員会の構成
院内医療事故調査委員会の委員数・委員構成はどのようにすればよいのですか。

A 委員の人数は3人以上、構成は内部委員を中心とすべきです。

　法令上の規制はありませんが、委員会ですので3人以上とし、院内のものであることから内部委員を中心とするのが通例です。人数は、会議体ですので3人以上としますが、最大でも10人を超えることは普通ありません。構成は、内部委員中心の院内のものですの

で、管理者たる院長自身が委員になっても、事故の当事者たる当該医療従事者が委員になっても、一向に構いません。むしろ、外部委員を中心にするよりはよほど良いでしょう。

　もともと院内での医療安全を高めるために開催される委員会ですから、現場の実情に精通している管理者や医療従事者こそが適格なのです。各医療機関の実情を踏まえて、管理者が適切に判断すべきです。

Q88 ●調査委員の個人責任
もしも院内事故調査結果報告書の内容が当該従事者に違法に損害を与えるものであった場合、医療機関（委員会）だけでなく、調査委員個々人も法的責任を負うのですか。

A 医療機関自体はもちろん、調査委員個々人も法的責任を負うことがあります。

　院内事故調査委員会が組織されて院内事故調査結果報告書が作成・提出されると、報告書の内容が誤っていた時には当該医療従事者に対して名誉毀損の損害を与えてしまうことがあり、また、報告書の非識別化の加工が不十分だと当該医療従事者に対してプライバシー侵害の損害を与えてしまうこともあります。報告書の作成・提出に当たっては、内容の正確性と表現の非識別性に十分留意しなければなりません。

　当該医療従事者に違法に損害を与えた場合に、その法的責任を、当然に医療機関は負うのですが、併せて、内部委員・外部委員を問わず委員個々人も免れません。滅多に起きてはいないので幸いですが、法的には委員個々人に免責はありませんので留意が必要です。

Q89 ●当該医療従事者や管理者の委員適格

当該医療従事者や管理者が院内事故調査委員会の委員や委員長になっても構わないのですか。

A 特に院内の医療安全の確保のためが第一義的なので、委員長でも構いません。

院内医療事故調査委員会は、特に院内の医療安全の確保のためというのが第一義です。院内の体制から適不適は判断すべきことですが、少なくとも一般的には、当該医療従事者自身であろうと管理者であろうと、委員会の委員に就くことはもちろん、委員長になることも法令上何ら問題はありません。

法的責任、説明責任、原因究明、社会的責任といった考慮から、委員や委員長就任が気になるだけです。しかし、今般の医療事故調査制度は、それらの考慮はすべて切り離して、もっぱら医療安全の確保・推進の点からだけ判断すれば足りるのです。法令自体もこういう観点からできているのです。

Q90 ●外部委員の適格性と振舞い

外部委員の適格性とその振舞いはどのように考えたらよいのですか。

A 外部委員の適格性は、中立的な振舞いができることです。

外部委員の適格性のキーは、特に中立性であり、中立的な振舞いができることです。中立とは分離（冷静な第三者性の確保）と公平（意見・立場の異なる人々に対するバランスのとれた支援）という相反する要請の調節です。自らの熱い思い入れを通そうとする人や、正義感に燃え過ぎる人は、逆に不適格です。

注意しなければならないのは、院内の医療安全の確保・推進のためのものですから、中立性の確保のためには、患者・遺族や社会とのバランスと誤解してはならないということです。もっぱら院内での意見・立場の異なる人々（たとえば、管理者対当該医療従事者）の間のバランスやこれらの者との距離感を計らなければなりません。前のめりになることは、中立性を害することです。

91

Q ●警察捜査中または民事訴訟中の事故調査
警察が捜査中であったり、民事訴訟が係属している時には、院内事故調査はどうすればよいですか。

A 院内事故調査は無理に進めず、捜査や訴訟が終了するまで中断させます。

院内での医療事故調査は、法的責任とは完全に切り離して、もっぱら再発防止や広く医療安全の確保・推進のために進めるべきものです。しかし、現に警察が捜査中で当該医療従事者が事情聴取の参考人となっている最中や、民事訴訟が提起されて当該医療従事者が被告本人か証人予定の場合に、同時並行し、院内での医療事故調査を進めるのは、当該医療従事者の法的責任と密接に関わらざるをえません。無理に進めて一歩間違えれば、当該医療従事者に対する人権侵害にもなりかねません。

そこで、残念ですが事故調査は一歩引いて、捜査や訴訟が終了するまでの間、一時的に中断させます。

92

Q ●院内調査のやり方
院内調査のやり方については、どのような規制があるのですか。

A 省令で規制されていますが、特に当該医療者からの「事情の聴取」が重要です。

省令である医療法施行規則第1条の10の4第1項には、「病院等の管理者は、法第6条の11第1項の規定により医療事故調査を行うに当たっては、次に掲げる事項について、当該医療事故調査を適切に行うために必要な範囲内で選択し、それらの事項に関し、当該医療事故の原因を明らかにするために、情報の収集及び整理を行うものとする。

一 診療録その他の診療に関する記録の確認
二 当該医療事故に係る医療を提供した医療従事者からの事情の聴取
三 前号に規定する者以外の関係者からの事情の聴取
四 当該医療事故に係る死亡した者又は死産した胎児の解剖
五 当該医療事故に係る死亡した者又は死産した胎児の死亡時

画像診断
六　当該医療事故に係る医療の提供に使用された医薬品、医療機器、設備その他の物の確認
七　当該医療事故に係る死亡した者又は死産した胎児に関する血液又は尿その他の物についての検査

という詳細な規制があります。

　特に注意すべき点は2点あります。ひとつは、院内調査は「再発防止策の策定」そのものを目的としているわけではないことです。あくまでもまず「当該医療事故の原因を明らかにするため」のものです。

　もうひとつは、二号に定められている「当該医療事故に係る医療を提供した医療従事者からの事情の聴取」です。診療記録の確認や他の関係者からの事情聴取だけで予断と偏見を抱いてはいけません。

Q93 ●責任追及の禁止
院内での事故調査が責任追及という結果を招かないためには、どうすればよいのですか。

A　WHOドラフトガイドラインと憲法（黙秘権）を遵守することです。

　通知では、「本制度の目的は医療安全の確保であり、個人の責任を追及するためのものではないこと」と定められています。

　これはまず、当該医療従事者の法的責任や説明責任につながらず、真に医療安全の確保に資するよう、管理者はWHOドラフトガイドラインに基づき万全の配慮に努めなければならないということです。

　そして、当該医療従事者の法的責任や説明責任に及ぶおそれが予想される場合は、管理者はあらかじめ当該医療従事者に対してその権利（黙秘権の保障　憲法38条1項　何人も、自己に不利益な供述を強要されない）を告げなければなりません。

Q94 ●調査の対象者
院内調査の対象者について、注意しなければならない点は何ですか。

A 当該医療従事者を除外してはなりません。

通知には、「調査の対象者については当該医療従事者を除外しないこと」と明示されています。

これは、広く言えば、院内調査を透明にすることです。つまり、調査の途上においても、調査担当者のみならず、管理者も当該医療従事者も調査情報を共有しなければならないのです。

過去、院内調査の院内における情報共有を怠って、むしろ秘匿するという誤った取扱いもありました。院内では情報共有をして透明性を高め、院外には秘匿性を守るのがWHOドラフトガイドラインです。

Q95 ●院内事故調査の具体的な手法
医療機関はどのような調査を行うのですか。

A 事故の原因を明らかにするために必要な範囲で情報の収集・整理を行います。

厚労省Q&A8.では、次のように述べています。「医療法では、医療機関の管理者は、「医療事故が発生した場合には、厚生労働省令で定めるところにより、速やかにその原因を明らかにするために必要な調査を行わなければならない」とされています。

医療機関が行う院内事故調査の具体的な手法については、医療法施行規則第1条の10の4第1項に規定されたとおり、以下の事項について必要な範囲で情報の収集・整理を行うこととなります。また、調査の過程において可能な限り匿名性の確保に配慮することとしています。
①診療録その他の診療に関する記録の確認
例）カルテ、画像、検査結果等
②当該医療従事者のヒアリング
※ヒアリング結果は内部資料として取り扱い、開示しないこと。（法的強制力がある場合を除く。）

とし、その旨をヒアリング対象者に伝える。
③その他の関係者からのヒアリング
※遺族からのヒアリングが必要な場合があることも考慮する。
④医薬品、医療機器、設備等の確認
⑤解剖又は死亡時画像診断（Ai）については解剖又は死亡時画像診断（Ai）の実施前にどの程度死亡の原因を医学的に判断できているか、遺族の同意の有無、解剖又は死亡時画像診断（Ai）の実施により得られると見込まれる情報の重要性などを考慮して実施の有無を判断する
⑥血液、尿等の検体の分析・保存の必要性を考慮」

Q96 ●院内調査の項目
院内調査を行う際の調査項目は、どのように判断するのですか。

A 調査項目は、必要な範囲を判断して選択します。

調査項目については、通知では次のように定めています。「調査項目については、以下の中から必要な範囲内で選択し、それらの事項に関し、情報の収集、整理を行うものとする。
※調査の過程において可能な限り匿名性の確保に配慮すること。

●診療録その他の診療に関する記録の確認
例）カルテ、画像、検査結果等
●当該医療従事者のヒアリング
※ヒアリング結果は内部資料として取り扱い、開示しないこと（法的強制力がある場合を除く）とし、その旨をヒアリング対象者に伝える。
●その他の関係者からのヒアリング
※遺族からのヒアリングが必要な場合があることも考慮する。
●医薬品、医療機器、設備等の確認
●解剖又は死亡時画像診断（Ai）については解剖又は死亡時画像診断（Ai）の実施前にどの程度死亡の原因を医学的に判断できているか、遺族の同意の有無、解剖又は死亡時画像診断（Ai）の実施により得られると見込まれる情報

の重要性などを考慮して実施の有無を判断する
●血液、尿等の検体の分析・保存の必要性を考慮

これは、院内調査のやり方を定めた医療法施行規則第1条の10の4第1項を、わかりやすく通知で具体化したものなのです。

Q97 ●解剖の対応
解剖の対応についてはどうなりますか。

A 地域の体制と遺族の同意などを勘案して、解剖の必要性を判断します。

厚労省Q&A9.では、次のとおりに述べています。「今回の制度では全ての症例に対して、必ずしも解剖を実施しなければならないこととなっておらず、管理者が選択する事項になっています。

なお、平成26年厚生労働科学研究費補助金「診療行為に関連した死亡の調査の手法に関する研究」報告書（研究代表者：西澤寬俊）においては、
①「臨床的にその死因が明確にできなかった症例」、「治療や処置の間、あるいはその直後に起こった突然死症例」等が解剖の適応がある症例であること
②全例に解剖を実施していた「診療行為に関連した死亡の調査分析モデル事業」の実績からは、臨床診断では死因が不明な症例のうち、その約87％は解剖によって診断がついたことから、臨床診断が不明な症例では解剖が実施されない場合、死因が明らかにならない場合があること、その一方で臨床診断で死因が明確であった症例は、臨床診断と解剖所見による診断との一致率が高く、解剖を必須としなくてもよい可能性があることといった報告があります。

このような知見を参考に、地域の解剖体制と遺族の同意などを勘案して、解剖の必要性について考慮してください。」

Q98 ●死亡時画像診断の対応
死亡時画像診断（Ai）の対応についてはどうなりますか。

A 地域の体制と遺族の同意などを勘案して、Aiの必要性を判断します。

厚労省Q&A10.では、次のとおり（抜粋）に述べています。「今回の制度では全ての症例に対して、必ずしも死亡時画像診断（Ai）を実施しなければならないこととなっておらず、管理者が選択する事項になっています。」
「平成26年度厚生労働科学研究費補助金「診療行為に関連した死亡の調査の手法に関する研究」報告書（研究代表者：西澤寛俊）においては、「内因死における死亡時画像診断は限定的な疾患について有用性が認められていますが、現状では全ての死亡について死因を明確にできるものではないことや、発展途上の技術であることを十分に念頭に置く必要があること、また、多くの場合、解剖と異なり生前にCTが撮影されることも多いため必ずしも死亡時画像診断を行わなければならないものではありませんが、死亡までの情報が少ない場合や、死因が不明の場合は撮影を考慮します。ただし、死亡時画像診断で得られるものは、画像所見であり、死因の診断が必ずつくものではないことに留意が必要」と報告されています。このような知見を参考に、地域の死亡時画像診断（Ai）の体制と遺族への説明状況などを勘案して、死亡時画像診断（Ai）の必要性について考慮してください。」

Q99 ●誤薬等の単純な事例
誤薬等の単純な事例も「医療事故」となることがあって、丁寧な調査を行うことになるのですか。

A 過去に反復されていた単純な事例でも「医療事故」に当たるとしたならば、それはそれで丁寧な調査は行います。

通知では、念押しして、「医療事故調査は医療事故の原因を明らかにするために行うものであること。※原因も結果も明確な、誤薬等の単純な事例であっても、調査項目を省略せずに丁寧な調査を行うことが重要であること」と明示

されています。

そもそも「調査」は、そのもの直接には「再発防止策の策定」ではなく、あくまでも「原因を明らかにするため」のものです。本来、反復されている単純過誤の事例は「再発防止策の策定」こそが求められていることであって、今さら「調査」でもありません。しかし、「予期しなかった死亡」として「医療事故」に該当した場合には、その限りでは法令に従って、やはり調査は丁寧に行うべきではあります。

100

●原因不明の場合

Q 院内調査をしてもどうしても原因が明らかにならなかった時は、どうすればよいのですか。

A 原因不明の場合もありますし、そのままで構いません。

院内調査をしても原因が明らかにならず、原因不明という場合もよくあることです。今般の医療事故調査は、何としても「原因を究明」して誰かに責任を取らせなければならないという制度ではありません。ですから、原因不明ならば素直に原因不明として院内調査を終結して何ら差し支えはありません。もちろん、管理者からセンター調査を依頼しなければならないということもありません。

これらの点は、通知には、「調査の結果、必ずしも原因が明らかになるとは限らないことに留意すること」と示されています。

101

●医療事故調査と再発防止策

Q 院内調査では必ず「再発防止策」を考え出さなければならないのですか。

A 再発防止策は必ずしも要求されてはいません。

そもそも医療事故調査そのものは「原因を明らかにするため」のものであり、「再発防止策の検討」はできればそれに越したことはないという程度の位置づけです。無理に「再発防止策」を策定する必要はありません。その役目は、当該事例のみに着眼した院内事故調査委員会ではなく、むしろ院内の

全体を見渡してその諸事情を把握している院内医療安全管理委員会が果たすべきです。院内全体の実情を踏まえていない院内事故調査委員会が、無理に「再発防止策」を策定すると、かえって混乱させてしまい院内の他の医療機能を阻害してしまうことすらありますので、注意が必要です。

この点、通知では「再発防止策は可能な限り調査の中で検討することが望ましいが、必ずしも再発防止策が得られるとは限らないことに留意すること」と示されています。

●安全管理委員会と事故調査委員会の役割分担

Q102 院内医療事故調査委員会と院内医療安全管理委員会は、どのような役割分担と考えればよいのですか。

A 院内の医療安全の全体は管理委員会こそが中核で、調査委員会は局所の役割です。

院内医療事故調査委員会は、たまたま起こった、たったひとつの「医療事故」だけに、その視野が限定されます。それも、そのひとつの「医療事故」の「調査」だけが中心です。つまり、局所（一件だけ、調査だけ）の役割なのです。ちなみに、院内医療事故調査委員会を組織する方が好ましいとは言いながらも、法令上は、「院内調査」だけがその義務であって、「委員会」の組織は義務づけられてはいません。これも、この趣旨のひとつの表れです。

それに対して、すべての死亡症例の一元的チェック、「医療事故」判断の意見提出や再発防止策の検討も含めた院内の医療安全の全体のプラン案出やコントロールは、院内医療安全管理委員会が担っているのです。自ら役割分担は明瞭でしょうし、その傘下にある医療事故調査委員会に多くを委ねてはいけないゆえんでもあります。

Q103 ●医学的評価の要否
院内事故調査委員会では、医療事故調査の一環として、医学的評価も行うのですか。

A
医学的評価を行う必要はありません。

産科医療補償制度の原因分析では、「一般的でない」「劣っている」などの医学的評価が行われています。しかし、今般の医療事故調査制度では、「その原因を明らかにするために必要な調査」とは法律・省令・通知で定められているものの、「医学的評価」につい18ては何らの言及もありません。

今般の医療事故調査制度はパラダイムシフトしたものであり、既存の産科医療補償制度やモデル事業といった類似制度とは異なります。したがって、今般の制度は法令に則って行うべきものである以上、医療行為の医学的評価を少なくとも院内事故調査の過程で行う必要はありません。

5. 支援団体の在り方について

Q104 ●医療事故調査等支援団体
医療事故調査等支援団体とは何をする団体ですか。

A 病院等の求めに応じて、医療事故調査に必要な支援を行う団体です。

医療法は、支援団体に関して、次のような定めを置いています。

●医療法第6条の11第2項
「病院等の管理者は、医学医術に関する学術団体その他の厚生労働大臣が定める団体（法人でない団体にあっては、代表者又は管理人の定めのあるものに限る。次項及び第6条の22において「医療事故調査等支援団体」という）に対し、医療事故調査を行うために必要な支援を求めるものとする」

●医療法第6条の11第3項
「医療事故調査等支援団体は、前項の規定により支援を求められたときは、医療事故調査に必要な支援を行うものとする」

●医療法第6条の16
「医療事故調査・支援センターは、次に掲げる業務を行うものとする。五　医療事故調査の実施に関する相談に応じ、必要な情報の提供及び支援を行うこと」

●医療法第6条の22
「医療事故調査・支援センターは、調査等業務の一部を医療事故調査等支援団体に委託することができる。2　前項の規定による委託を受けた医療事故調査等支援団体の役員若しくは職員又はこれらの者であった者は、正当な理由がなく、当該委託に係る業務に関して知り得た秘密を漏らしてはならない」

Q105 ●支援団体のリスト
医療事故調査等支援団体に登録された団体は具体的にどこですか。

A
平成27年8月6日付厚労省告示で、支援団体のリストが次のとおりに公表されました。

○厚生労働省告示第343号

医療法（昭和23年法律第205号）第6条の11第2項の規定に基づき、厚生労働大臣が定める団体を次のとおり定め、平成27年10月1日から適用する（平成27年8月6日厚生労働大臣 塩崎恭久）。

医療法第6条の11第2項の規定に基づき厚生労働大臣が定める団体

医療法第6条の11第2項の厚生労働大臣が定める団体は、公益社団法人日本医師会及び都道府県の区域を単位として設立された一般社団法人たる医師会、公益社団法人日本歯科医師会及び都道府県の区域を単位として設立された一般社団法人たる歯科医師会、公益社団法人日本薬剤師会及び都道府県の区域を単位として設立された一般社団法人たる薬剤師会、一般社団法人日本病院薬剤師会、公益社団法人日本看護協会及び都道府県の区域を単位として設立された公益社団法人たる看護協会、公益社団法人日本助産師会及び都道府県の区域を単位として設立された一般社団法人たる助産師会、公益社団法人日本診療放射線技師会、一般社団法人日本臨床衛生検査技師会、公益社団法人日本臨床工学技士会、一般社団法人日本病院会及びその会員が代表者である病院、公益社団法人全日本病院協会及びその会員が代表者である病院、一般社団法人日本医療法人協会、公益社団法人日本精神科病院協会、公益社団法人全国自治体病院協議会及びその会員が代表者である病院、一般社団法人全国医学部長病院長会議及びその会員が代表者である大学の医学部又は病院、公益財団法人日本医療機能評価機構、独立行政法人国立病院機構、独立行政法人労働者健康福祉機構、独立行政法人地域医療機能推進機構、国立研究開発法人国立がん研究センター、国立研究開発法人国立循環器病研究センター、国立研究開発法人国立精神・神経

医療研究センター、国立研究開発法人国立国際医療研究センター、国立研究開発法人国立成育医療研究センター、国立研究開発法人国立長寿医療研究センター、日本赤十字社、社会福祉法人恩賜財団済生会、全国厚生農業協同組合連合会の会員である厚生農業協同組合連合会、社会福祉法人北海道社会事業協会、国家公務員共済組合連合会、一般社団法人日本病理学会、特定非営利活動法人日本法医学会、一般社団法人日本血液学会、一般社団法人日本内分泌学会、一般社団法人日本内科学会、公益社団法人日本小児科学会、一般社団法人日本感染症学会、一般社団法人日本結核病学会、一般財団法人日本消化器病学会、一般社団法人日本循環器学会、公益社団法人日本精神神経学会、一般社団法人日本外科学会、公益社団法人日本整形外科学会、公益社団法人日本産科婦人科学会、公益財団法人日本眼科学会、一般社団法人日本耳鼻咽喉科学会、公益社団法人日本皮膚科学会、一般社団法人日本泌尿器科学会、特定非営利活動法人日本口腔科学会、公益社団法人日本医学放射線学会、日本ハンセン病学会、特定非営利活動法人日本気管食道科学会、一般社団法人日本アレルギー学会、公益社団法人日本化学療法学会、公益社団法人日本麻酔科学会、特定非営利活動法人日本胸部外科学会、一般社団法人日本脳神経外科学会、一般社団法人日本輸血・細胞治療学会、一般社団法人日本糖尿病学会、一般社団法人日本神経学会、一般社団法人日本老年医学会、公益社団法人日本リハビリテーション医学会、一般社団法人日本呼吸器学会、一般社団法人日本腎臓学会、一般社団法人日本リウマチ学会、一般社団法人日本生体医工学会、日本先天異常学会、一般社団法人日本肝臓学会、一般社団法人日本形成外科学会、日本熱帯医学会、特定非営利活動法人日本小児外科学会、一般社団法人日本脈管学会、一般社団法人日本人工臓器学会、一般社団法人日本消化器外科学会、一般社団法人日本臨床検査医学会、一般社団法人日本核医学会、一般社団法人日本救急医学会、一般社団法人日本心身医学会、一般社団法人日本消化器内視鏡学会、一般社団法人日本癌治療学会、一般社団法人日本移植学会、特定非営利活動法人日本心臓血管外科学会、一般社団法人日本

リンパ網内系学会、一般社団法人日本大腸肛門病学会、一般社団法人日本超音波医学会、一般社団法人日本動脈硬化学会、特定非営利活動法人日本呼吸器外科学会、一般社団法人日本集中治療医学会、一般社団法人日本臨床薬理学会、特定非営利活動法人日本高血圧学会、公益社団法人日本臨床細胞学会、一般社団法人日本透析医学会、一般社団法人日本内視鏡外科学会、一般社団法人日本肥満学会、一般社団法人日本血栓止血学会、特定非営利活動法人日本血管外科学会、特定非営利活動法人日本レーザー医学会、公益社団法人日本臨床腫瘍学会、特定非営利活動法人日本呼吸器内視鏡学会、一般社団法人日本プライマリ・ケア連合学会、一般社団法人日本脊椎脊髄病学会、特定非営利活動法人日本緩和医療学会、公益社団法人日本放射線腫瘍学会、一般社団法人日本熱傷学会、特定非営利活動法人日本小児循環器学会、一般社団法人日本磁気共鳴医学会、特定非営利活動法人日本肺癌学会、一般社団法人日本胃癌学会、一般社団法人日本造血細胞移植学会、一般社団法人日本ペインクリニック学会、一般社団法人日本病態栄養学会、日本歯科医学会、一般社団法人日本医療薬学会、一般社団法人日本看護系学会協議会の社員である学会、一般社団法人医療の質・安全学会並びに一般社団法人医療安全全国共同行動とする。

Q106 ●支援団体の構成
「医療事故調査等支援団体」とは具体的にどういった団体ですか。

医師会・大学・学会など複数の医療関係団体で構成されています。

厚労省Q&A12.では、次のとおり（平成27年5月25日更新分）に述べています。「「医療事故調査等支援団体」とは、医療機関が院内事故調査を行うに当たり、専門家の派遣等の必要な支援を行う団体です。医療法では、「医学医術に関する学術団体その他の厚生労働大臣が定める団体」とされています。支援団体となる団体は、都道府県医師会、大学病院、各医学の学会など複数の医療関係団体で構成することを想定しており今後、厚生労働大臣告示でお示しします。」

107

●支援団体への支援要請

Q 医療機関としては、必ず支援団体からの支援を受けなければならないのですか。

A 支援の必要性、支援の要請は、いずれも管理者の判断次第です。

通知では、
「支援団体について
●医療機関の判断により、必要な支援を支援団体に求めるものとする。
●支援団体となる団体の事務所等の既存の枠組みを活用した上で団体間で連携して、支援窓口や担当者を一元化することを目指す。
●その際、ある程度広域でも連携がとれるような体制構築を目指す。
●解剖・死亡時画像診断については専用の施設・医師の確保が必要であり、サポートが必要である」
と定めています。支援の必要性やその範囲・程度の判断、実際に支援を要請するかどうかの判断は、いずれも管理者の権限と責任において行います。

108

●支援団体の多様性

Q 支援団体はどのような内容の支援を行ってくれるのですか。

A 制度全般に関する相談と調査に関する具体的支援があります。

支援の類型については、大きく分けて医療事故の判断など制度全般に関する相談と調査に関する具体的支援のふたつがあります。後者については、さらに、調査等に関する助言と技術的支援があり、技術的支援については解剖と死亡時画像診断とがあります。各支援団体はそれぞれ、それら全部または一部の支援機能を持ちます。

また、別の面でも支援団体の役割が望まれます。つまり、医療安全の確保のための医療事故調査は、医療機関の開設者・管理者・医療従事者が一体となって行われることが望まれます。しかしながら、時には、医療事故調査の実施を巡って、開設者・管理者・医療従事者の間に意見等の対立が生じることも現実にはありえます。そ

こで、支援団体についても、開設者・管理者・医療従事者の相互間に対立が生じた場合にも、それぞれの立場に応じた支援ができるように、多様に認めていくことが望まれます。なお、支援団体は、告示に定めた資格・機能などを備えることが望ましいのですが、それ以外の団体の存在を排除するものではありません。

109 ●支援団体の中立性・専門性

Q 支援団体のあり方としては、どのような理念が強調されていますか。

A 中立性・専門性が確保される仕組みが要請されています。

「参議院厚生労働委員会附帯決議（2 医療事故調査制度について）」のイでは、「院内事故調査及び医療事故調査・支援センターの調査に大きな役割を果たす医療事故調査等支援団体については、地域間における事故調査の内容及び質の格差が生じないようにする観点からも、中立性・専門性が確保される仕組みの検討を行うこと。また、事故調査が中立性、透明性及び公正性を確保しつつ、迅速かつ適正に行われるよう努めること」とされています。

前者の中立性・専門性が支援団体に関する部分です。特に「中立性」とは、患者・遺族と社会との関係ではなく、医療者や医療団体、専門分野や診療科などとの関係での医療界の内における中立性の意味です。

110 ●院内調査の中立性・透明性・公正性

Q 院内調査における中立性・透明性・公正性の確保とは、患者遺族や社会一般との関係での理念ですか。

A 患者遺族や社会一般との関係ではなく、もっぱら医療の内側でのことです。

そもそも中立とは分離（冷静な第三者性の確保）と公平（意見・立場の異なる人々に対するバランスのとれた支援）という、相反する要請のバランシングです。院内調査で注意しなければならないの

院内対応Q&A | 153

は、院内の医療安全の確保・推進のためですから、中立性の確保のためには、患者遺族や社会一般とのバランスと誤解してはならないということです。もっぱら院内での意見・立場の異なる人々（たとえば、管理者対当該医療従事者）の間のバランスやこれらの者との距離感を計らなければなりません。

事故調査の透明性は、医療機関内において、管理者も当該医療従事者も調査情報を共有することによって確保されなければなりません。院内では情報共有をして透明性を高め、院外に対しては秘匿性を守るのがWHOドラフトガイドラインです。医療の内側には「透明性」、医療の外側には「秘匿性」が大切だということです。事故調査の公正性は、特に説明責任や社会的責任・法的責任の観点を徹底的に排除して、医療安全の観点から医学的・科学的に調査を実施することによって図られねばなりません。裁判のごとき責任の認定の公正と誤解してはいけません。

Q111 ●外部委員の必要性
院内調査を行うに当たり、自院で十分調査が行える場合であっても外部からの委員は必ず入れるのですか。

A
外部委員の必要性は、中立性・透明性・公正性を踏まえて管理者が判断します。

厚労省Q&A13.では、次のように述べています。「本制度では、医療機関が院内調査を行う際は、公平性、中立性を確保する観点からも、専門家の派遣等の医療事故調査等支援団体の支援を求めることとされています。

医療機関の管理者においては、法の趣旨を踏まえ、医療事故調査に当たり、外部からの委員を参画させ、公平、中立な調査に努めていただくようお願いします。」

ただ、趣旨が不明瞭なので補足しますと、要は、管理者が外部委員の必要性を、院内調査の中立性（第三者性と公平性のバランス）・透明性（院内での情報共有と院外への秘匿性）・公正性（責任問題ではなく、医学的・科学的な合理性）を踏まえて総合的に判断して、外部委員を入れるかどうか、入れるとしてもどのような人が適切かを判断することになります。

●中立性・透明性・公正性のパラダイムシフト

Q112
今般の医療事故調査制度は、旧来型からパラダイムシフトしたので、中立性・透明性・公正性の考え方も同じくパラダイムシフトですか。

A
中立性・透明性・公正性も同じくパラダイムシフトしました。

中立性・透明性・公正性のパラダイムシフトの全体像は、次の図のとおりです。

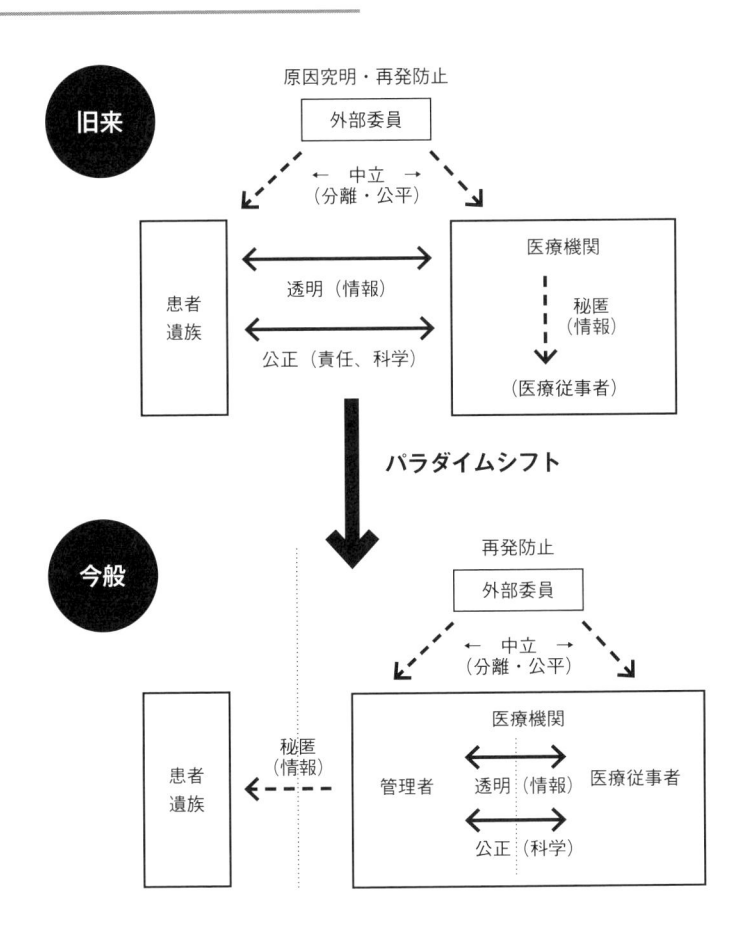

```
     原因究明・再発防止
旧来      外部委員
        ↙ ← 中立 → ↘
         （分離・公平）
   患者              医療機関
   遺族  ← 透明（情報）→        秘匿
         ← 公正（責任、科学）→  （情報）
                              ↓
                          （医療従事者）
```

⬇ パラダイムシフト

```
            再発防止
今般        外部委員
          ↙ ← 中立 → ↘
           （分離・公平）
                    医療機関
   患者    秘匿   管理者 ← 透明（情報）→ 医療従事者
   遺族 ←(情報)         ← 公正（科学）→
```

院内対応Q&A | 155

6. 医療機関からセンターへの調査結果報告について

Q113 ●センターへの院内調査結果報告
院内医療事故調査が終了したら、その結果をセンターへ報告するのですか。

A 院内調査が終了したら、センターに遅滞なく報告書を提出します。

　医療法第6条の11第4項は、「病院等の管理者は、医療事故調査を終了したときは、厚生労働省令で定めるところにより、遅滞なく、その結果を第6条の15第1項の医療事故調査・支援センターに報告しなければならない」と明示しました。
　つまり、省令に定める報告書を作成して、遅滞なくセンターに提出することになるのです。

Q114 ●センターへの報告事項
センターへの報告事項について、法律を受けた省令ではどのように定められているのですか。

A 「医療従事者等の識別ができないように加工した報告書」と定めています。

　省令である医療法施行規則第1条の10の4第2項は、「病院等の管理者は、法第6条の11第4項の規定による報告を行うに当たっては、次に掲げる事項を記載し、当該医療事故に係る医療従事者等の識別（他の情報との照合による識別を含む。次項において同じ）ができないように加工した報告書を提出しなければならない。
1　当該医療事故が発生した日時、場所及び診療科名
2　病院等の名称、所在地、管理者の氏名及び連絡先
3　当該医療事故に係る医療を受けた者に関する性別、年齢その他の情報
4　医療事故調査の項目、手法及び結果」と定めています。

Q115 ●現場医師への責任追及回避の工夫
医療事故調査を行うことで、現場の医師の責任が追及されることになりませんか。

A
構造的な原因の調査、報告書の書き方、非開示や証拠制限などの工夫が大切です。

厚労省Q&A19.では、次のように述べています。「本制度の目的は医療の安全を確保するために、医療事故の再発防止を行うことであり、責任追及を目的としたものではありません。施行通知においても、その旨を院内調査報告書の冒頭に記載することとしています。

医療法では、医療機関が自ら調査を行うことと、医療機関や遺族から申請があった場合に、医療事故調査・支援センターが調査することができることと規定されています。これは、今後の医療の安全を確保するため医療事故の再発防止を行うものであり、すでに起きた事案の責任を追及するために行うものではありません。

報告書を訴訟に使用することについて、刑事訴訟法、民事訴訟法上の規定を制限することはできませんが、各医療機関が行う医療事故調査や、医療事故調査・支援センターが行う調査の実施に当たっては、本制度の目的を踏まえ、医療事故の原因を個人の医療従事者に帰するのではなく、医療事故が発生した構造的な原因に着目した調査を行い、報告書を作成していただきたいと考えています。」

ここで大切なことは、医療事故の再発防止をより実効的に現実化していくために、現場の医師の責任が追及されないように、実用的な工夫を施すことです。たとえば、ともすればヒューマンエラーに着眼しがちなところをきちんと構造的な原因にまで深掘りして分析すること、省令に則って厳格に非識別加工した報告書を書くこと、場合により報告書自体の非開示や証拠制限ができるように院内規則や契約書式を定めておくこと、ヒューマンエラーにばかり着眼されがちな病院ホームページや記者会見での個別事例公表をやめること、などの工夫が考えられます。

Q116 ●非開示特約付きカルテ開示規程の書式例

医療安全活動資料の非開示特約は、院内医療安全管理指針以外に、どのような院内規則に入れればよいですか。

A

たとえば、非開示特約を次のように
診療記録開示手続規程（同6（3）を参照）に入れます。

診療記録開示手続規程

1 開示請求
　本規程の定めるところにより、本院が保有する診療記録の開示を求めることができる。
2 診療記録
　診療記録とは、診療録、看護記録、入退院要約、検査記録、入退院、手術・処置等の説明文書など、患者の診療の経過の記録をいう。なお、死亡時画像診断記録および解剖記録は診療記録に含むが、医療安全確保の目的で作成した資料は診療記録に含まない。
3 開示請求者
　次の者は、開示請求できる。
　　1　本人
　　2　本人の代理人（法定代理人、任意後見人及び本人が委任した代理人）
　　3　本人の遺族（本人の配偶者、子、父母及びこれに準じる者）
4 開示請求における本人等確認
　　開示請求があった場合、本人、代理人又は遺族であることを確認し、その確認は次の書類により行なう。
　(1) 本人の場合
　　　運転免許証、健康保険の被保険者証、写真付き住民基本台帳カード、外国人登録証明書等の公的証明書
　(2) 代理人の場合は次の①及び②
　　　1　本人及び代理人の運転免許証等の公的証明書
　　　2　戸籍謄本等の法定代理人の資格を証明する公的書類、委任状
　(3) 相続人の場合は次の①及び②
　　　1　本人及び相続人の運転免許証等の公的証明書
　　　2　戸籍謄本等の本人の配偶者、子、父母又はこれに準じる者を証明する公的書類
5 開示請求方法
　開示請求は、本院所定の診療記録開示請求書によって行なう。
6 開示・不開示の決定
　(1) 開示請求に対しては、開示又は不開示の決定をする。
　(2) 次の場合には、診療記録の一部又は全部を開示しないことがある。
　　　1　患者本人の心身の状況を著しく損なうおそれがあるとき
　　　2　第三者の利益を害するおそれがあるとき
　(3) 診療記録以外の資料、特に医療安全目的で作成した資料は不開示とする。

7 費用
　診療記録の開示費用は次のとおりとする。

開示基本手数料	1回	3,240円
診療録等コピー代	1枚（白黒）	21円
	1枚（カラー）	108円
画像コピー代	CD等（ディスク）	1,080円
その他コピーなど	性質に準じた相当な費用	
医師説明	30分毎 （1時間まで）	5,400円

Q117 ●公表基準の改定
個別事例のホームページ公表や記者会見をなくして、一般的抽象的な一括公表に留めた方がよいのですか。

A
非識別化を定めた省令への違反になりかねないので、一括公表に留めるべきです。

今般の医療事故調では、事故報告の「非識別化」が厚生労働省令たる医療法施行規則によって明示的に義務づけられました。不特定多数の全国民・全住民に向けた個別事例のホームページでの公表や記者会見は、全国民・全住民の「他の情報との照合」に基づく当該医療従事者の「非識別化」を要求した省令への違反になりかねません。

そうすると、個別事例の公表・会見はやめて、せいぜい定期的に行う一般的抽象的な一括公表に留めるべきです。

Q118 ●院内医療安全管理指針の見直し
従来型の医療事故対応を前提にした院内医療安全管理指針は、この際、見直した方がよいですか。

A
今般のパラダイムシフトした医療事故調に整合させるべく見直すべきです。

院内医療安全管理指針の見直しに際して、重要なポイントは次のとおりです。
①院内医療安全管理委員会の傘下に院内医療事故調査委員会を設置
②当該医療従事者への必要的な事情聴取
③「異状死（医療過誤またはその疑いにより生じた死亡）」警察届出条項の削除
④事故調査報告書の非識別加工
⑤医療安全活動資料の非開示条項または証拠制限契約
⑥院内懲戒処分から医療事故を除外

以上を参考にするなどして、真に医療安全の確保・推進に資するように、合理的かつ有効適切な定めに見直すべきです。

Q119 ●医療事故等の公表基準の書式例
非識別化・非特定化を踏まえて見直しをした新しい公表基準は、どのようなものですか。

A 非識別・非特定化の省令に則った書式例は、たとえば次のとおりです。

医療事故等の公表に関する基準

1　本基準の目的
　　当院においては、医療における安全管理の徹底を図り、患者本位の安全で質の高い医療を提供するため、様々な取り組みを実施しているところである。しかるところ、平成27年10月1日より医療法に基づき、医療の安全の確保のための措置の一環として医療事故調査制度が施行された。同制度はWHOドラフトガイドラインに言うところの「学習を目的としたシステム」であり、非懲罰性・秘匿性などをその特性としている。そこで、本基準では、医療事故等の個別事案の非公表と年度ごとの一括公表を定めるものである。
2　本基準の用語
　　本基準で用いられている用語は、次のとおりである。
（1）医療事故
　　　医療法で定めるところの、当院に勤務する医療従事者が提供した医療に起因し、又は起因すると疑われる死亡又は死産であって、当院の管理者が当該死亡又は死産を予期しなかったものを言う。医療過誤の有無は問わない。
（2）医療過誤
　　　民法又は刑法で定めるところの、医療行為又は管理上の過失があるものを言う。医療事故か否かは問わない。ヒヤリ・ハット事例（患者に被害が発生することはなかったが、日常診療の現場で、"ヒヤリ"としたり、"ハッ"とした出来事）も含み、被害の発生の有無を問わない。
（3）合併症等
　　　臨床医学で用いられるところの、医療行為に際して二次的に発生し、患者に影響を及ぼす事象を言う。なお、合併症には予期できるものと予期できないものがある。合併症以外に、副作用、併発症、偶発症などの語も用いられるが、これらを合わせて合併症等と言う。
（4）医療事故等
　　　上記（1）ないし（3）を合わせて、医療事故等と言う。
3　公表する医療事故等の範囲及び方法
（1）医療事故については、当該年度分を一括して公表することができる。
（2）一括公表によって患者・家族、医療従事者、個別事案の特定に繋がる情報は提供しない。
（3）医療過誤及び合併症等の集計は別に行うものとする。
4　公表を判断するプロセス
　　医療事故について、一括公表の内容・方法は、医療安全に関する委員会等での意見を踏まえ、当院の管理者が決定する。
5　公表に当たっての留意点
　　公表に当たっては、次の事項に十分留意する。
（1）患者・家族等への配慮
　　　公表の内容から患者・家族及び医療従事者並びにそれらの行為等が特定、識別されないように個人情報を保護しなければならない。
（2）医療従事者への配慮
　　　公表の内容・方法が医療従事者個々人への責任追及に繋がらないようにしなければならない。
6　本基準の施行
　　本基準は、公表に関する従来の基準・運用を改め、平成27年10月1日から施行する。

120 Q ●院内医療安全管理指針の書式例
院内医療安全管理指針の見直しをした新しい書式は、どのようなものですか。

A
法律・省令・通知に則った書式例は、たとえば次のとおりです。

院内医療安全管理指針
（総則）
1. この指針は、医療安全の確保および推進を目的とし、当院において、安全かつ適切に、質の高い医療を提供する体制を確立するために必要な事項を定める。

（医療安全委員会の設置）
2. 前条の目的を達成するために、当院に「医療安全管理委員会」（以下「医療安全委員会」と略す）を設置する。
（1）医療安全委員会は、次に掲げる者で構成する。
　　ア　医師
　　イ　看護師
　　ウ　事務職員
　　エ　その他特に定めた者
（2）上記職種より医療安全委員長を選任し、医療安全委員長は安全対策担当者を定める。
（3）医療安全委員会は医療安全委員長が召集し、議論すべき事項は、委員にあらかじめ通知する。
（4）医療安全委員会は、年2回の定例開催及び医療安全委員長の判断による臨時会を開催する。
（5）医療安全委員長は、必要と認めるときは、参考人として関係職員の出席を求め、意見を聴取することができる。特に法的責任を追及されるおそれのある関係職員からは、あらかじめそのおそれを告げた上で、必ず意見を聴取する。
（6）医療安全委員長は、医療安全委員会の内容を管理者に報告する。

（医療安全のための職員研修に関する基本方針）
3. 医療安全委員会は、職員に対し年2回「医療安全研修」を実施するほか、新規採用者がある場合は、その都度、「医療安全研修」を実施する。

（事故等発生時の対応に関する基本方針）
4. 事故等発生時には、医療安全委員長が別に定める発生時の対応方針に基づき、医療安全委員会の下に院内事故調査医療安全委員会を組織して事故調査を行い、事故調査報告書を作成するなどして適切に対処する。なお、この事故調査は医療安全の確保を目的とし、組織および個人の責任追及の結果を招いてはならない。

（来院者等に対する当該指針の院内掲示と閲覧に関する基本方針）
5. 本指針は、当院内の待ち合いに常時閲覧可能な状態にするものとする。

（医療安全委員会の任務）
6. 医療安全委員会は、管理者の命を受け、所掌業務について調査、審議するほか、所掌業務について管理者に建議し承認されたものについて実行し、調査、審議の結果については、管理者に報告するものとする。

（所掌業務）
7．医療安全委員会は、次に掲げる事項を所掌する。
（1）（安全対策に関する事項）
　　ア　報告システムによるインシデント・アクシデント事例の収集、分析、再発防止策の検討・策定、医療安全対策報告書の作成、防止策の実施、防止策実施後の評価に関すること。ただし、再発防止策の検討・策定にあたっては、当院の体制を考慮して実行可能なものとするよう留意し、実現不可能若しくは困難な再発防止策を策定してはならない。
　　イ　報告システム以外からのリスクの把握、分析、再発防止策の検討・策定、防止策の実施、防止策実施後の評価に関すること。ただし、再発防止策の検討・策定にあたっては、当院の体制を考慮して実行可能なものとするよう留意し、実現不可能若しくは困難な再発防止策を策定してはならない。
　　ウ　医療安全対策のための職員に対する指示に関すること。
　　エ　医療安全対策のために行う提言に関すること。
　　オ　医療安全対策のための研修プログラムの検討及び実施、広報（開示を含む）及び出版の実行に関すること。
　　カ　その他、医療安全対策に関すること。
（2）（危機管理に関する事項）
　　ア　医療安全危機管理に関すること。
　　イ　患者家族関係者、行政機関、警察、報道機関などへの対応方針の協議。
（3）（医療事故該当性についての意見）
　　医療安全委員会は、医療法施行規則第1条の10の2第1項第3号に基づき、患者の死亡又は死産が、予期しなかった死亡要件に該当するか否か、院長に対し意見を述べる。

（個人情報の保護）
8．医療安全委員は、個人情報保護のため以下の事項を遵守する。
（1）医療安全委員は、医療安全委員会で知り得た事項に関しては医療安全委員長の許可なく他に漏らしてはならない。
（2）医療安全委員は、医療安全委員長の許可なくインシデント・アクシデント報告書、分析資料、医療安全委員会議事録、事故調査報告書、医療安全対策報告書等の事故、紛争、インシデント・アクシデント事例に関しての資料を一切複写してはならない。
（3）医療安全委員は、医療安全委員長の許可なくインシデント・アクシデント報告書とその統計分析資料等を研究、研修等で利用してはならない。
（4）事故調査報告書については、医療法施行規則第1条の10の4第2項柱書に従い、医療従事者（職員）等が、他の情報との照合による識別を含め、識別できないように加工しなければならない。

（安全対策担当者）
9．医療安全対策に資するために、安全対策担当者を置く。
（1）医療安全委員長が安全対策の統括を行う。
（2）安全対策担当者は、以下の権限を与えられる。
　　ア　「インシデント・アクシデント」事例の報告システムの管理を行う。
　　イ　報告システムによって収集した事例について、医師を含む関係職員への面談、事実関係調査を行う。聴取の際は、調査の目的が医療安全の確保であり、組織および個人の責任追及をするためのものではないことを告げる。特に法的責任を追及されるおそれのある関係職員からは、あらかじめそのおそれを告げた上で、必ず意見も聴取する。
　　ウ　報告システム以外からリスクを把握し医療安全委員会への報告を行う。
　　エ　医療安全委員会で策定した防止策の実行指導・支援、改善点検を行う。
　　オ　医療安全対策に関する職場点検と改善を行う。
　　カ　医療安全対策に関する情報収集を行う。
　　キ　医療安全対策に関する研修計画立案を行う。
　　ク　医療安全対策に関する院内調整を行う。
　　ケ　報告システムによって収集した事例の原因分析及び防止対策を、医療安全委員会で策定する際のまとめ役を担う。
　　コ　その他の医療安全対策に関する活動を行う。
　　サ　活動内容について医療安全委員会に報告を行う。

（報告システム）
10. 報告システムは以下のとおりとする。
（1）（アクシデント報告）
　　院内でアクシデントが発生した場合、当該アクシデントに関与した職員は、応急処置又はその手配、拡大防止の措置及び上司への報告など必要な処置をした後、速やかに別に定める「アクシデント報告書」を安全対策担当者に提出する。アクシデント報告を受けた職員は、直ちに管理者（管理者が何らかの理由により不在の場合は、予め定められた順位の者）に報告し、管理者は安全対策担当者及び所要の職員にアクシデント内容を伝達するとともに対応を指示する。アクシデント対応終了後、安全対策担当者は当該アクシデントの評価分析を行ったうえで、医療安全委員会に報告する。
（2）（インシデント事例報告）
　　院内でインシデント事例が発生した場合は、関係した職員は別に定める「インシデント報告書」を作成し、安全対策担当者に報告する。安全対策担当者は、報告されたインシデントをとりまとめたうえで、医療安全委員会に報告する。また、「インシデント報告書」は個人情報保護に配慮した形で取りまとめの上、関係職員で共有し、医療事故、紛争の防止に積極的に活用する。なお、インシデント事例を提出した者に対し、当該報告を提出したことを理由に不利益処分を行わない。

（職員の責務）
11. 職員は日常業務において医療の安全と安心を確保するために、利用者との信頼関係を構築するとともに、医療事故の発生の防止に努めなければならない。

（記録の保管）
12. 医療安全委員会の審議内容等をはじめとした、院内における医療事故等に関する前各条に定める活動一切の諸記録（以下「医療安全活動資料」と略す）は2年間保管する。

（医療安全活動資料の非開示、患者家族関係者の証拠制限）
13. 医療安全活動資料は、いずれも当院内部の医療安全のためだけのものであり、医療安全の目的で連携する院外調査委員会や第三者機関の収集情報・調査・議論等の一切も同様に当院内部の医療安全のためだけのものとなり、開設者、管理者、医療安全委員会、委員、関係職員その他すべての当院の職員は、患者、家族関係者、裁判所、行政機関、警察と報道機関も含め当院の外部に開示することができない。患者、家族関係者は、事故調査報告書など医療安全活動資料の一部を特に開示された場合といえども、これを裁判所に提出して民事訴訟の証拠としてはならない。

（懲戒処分の適用除外）
14. 前各条に定める目的を達成するため、当院は、医療事故等発生の責任を理由とした関係職員に対する懲戒処分は行わないものとし、具体的な指揮監督を中心としつつ、厳重注意・訓戒、再教育・研修などの特別の再発防止措置に依らしめるものとする。

（指針等の見直し）
15. 本指針等は医療安全委員会において定期的に見直し、必要に応じて改正するものとする。

　　　　　　年　月　日
　　　　　　　　　医療機関
　　　　　　　　　院長

Q121 ●院内医療事故調査委員会規程のモデル文例

法令に則った院内の医療事故調査委員会規程のモデル文例は、どのようなものですか。

A 法律・省令・通知に則ったモデル文例は、たとえば次のとおりです。

医療事故調査委員会規程

（総則）
1. この規程は、当院において医療法第6条の10第1項に定める「医療事故」が生じた場合に、医療事故調査を行うために必要な事項を定める。

（目的）
2. この規程は、WHOドラフトガイドライン上の「学習を目的としたシステム」の一環として、医療法第6条の10以下、医療法施行規則第1条の10の2以下、関連する通知に定める諸規定に則って、適切な医療事故調査を行い、もって、医療の安全の確保に資することを目的とする。

（医療事故調査委員会の設置・構成）
3. 前条の目的を達成するために、当院に医療安全管理委員会（以下「医療安全委員会」と略す）の下部組織として、諸法令に定める必要に応じて、「医療事故調査委員会」（以下「事故調査委員会」と略す）を設置する。
 （1） 事故調査委員会は、次に掲げる者で構成する。
　ア　院長が任命する医師　1名
　イ　看護師　若干名
　ウ　その他院長が必要と認めた当該医療従事者及び院長などの関係職員又は院外の中立的な専門家
 （2） 院長は、上記職種より事故調査委員長を選任し、事故調査委員長は、事故調査担当者を選出する。
 （3） 委員の任期は随時、病院長が定める。
 （4） 事故調査委員会は事故調査委員長が随時に召集する。
 （5） 事故調査委員長は、必要と認めるときは、参考人として関係職員の出席を求め、意見を聴取することができる。特に法的責任を追及されるおそれのある関係職員からは、あらかじめそのおそれを告げた上で、必ず意見を聴取する。
 （6） 事故調査委員長は、事故調査委員会の進捗状況を逐次、当該医療従事者及び院長並びに医療安全委員会に報告する。

（医療事故調査に関する基本方針）
4. 医療事故発生時には、院長が医療安全委員会の下に事故調査委員会を組織して事故調査を行い、当該医療事故に係る医療従事者等の識別ができないように加工した事故調査報告書を作成するなどして適切に対処する。なお、この事故調査は医療安全の確保を目的とするものであって、組織及び個人の責任追及の結果を招いてはならない。

(来院者等に対する本規程の院内掲示と閲覧に関する基本方針)
5．本規程は，当院内の待合に常時閲覧可能な状態にするものとする。

(事故調査委員会の任務)
6．事故調査委員会は，院長の命を受け，所掌業務について調査，審議し，調査，審議の結果については，当該医療従事者及び院長並びに医療安全委員会に報告するものとする。

(所掌業務)
7．事故調査委員会は，次に掲げる事項を所掌する。
(1) 医療事故の調査
・ 臨床経過（客観的事実の経過）
・ 原因を明らかにするための調査
※必ずしも原因が明らかになるとは限らないことに留意すること
・ 医療行為の医学的評価は行なわないこと
※医療安全委員会が行なうことなので，必ずしも必要でないことに留意すること
・ 再発防止策の検討
※本来は，医療安全委員会が行うことなので，必ずしも必要ではないことに留意すること。
(2) 医療事故に関する審議
・ 審議は，中立性（当該医療従事者，院長，委員の間での意見のくい違いは十分に議論して互いに尊重すること）・透明性（当該医療従事者，院長，委員の間で情報を共有すること）・公正性（医学的・科学的に適正に行うこと）を保つことに留意すること。外部委員がいる場合は，当該外部委員は上記中立性と専門性に特に留意すること。
・ 審議の結果については，すべての委員がその氏名と個別意見を明示して，記録に残すこと。
(3) 事故調査報告書の作成
・ 冒頭に「この医療事故調査の目的は，医療安全の確保であり，個人の責任を追及するためではない」と記載
・ 日時／場所／診療科
・ 医療機関名／所在地／連絡先
・ 医療機関の管理者の氏名
・ 患者情報（性別／年齢等）
・ 医療事故調査の項目，手法及び結果
・ 調査の概要（調査項目，調査の手法）
・ 臨床経過（客観的事実の経過）
・ 原因を明らかにするための調査
※必ずしも原因が明らかになるとは限らないことに留意すること。
・ 調査において再発防止策の検討を行った場合，管理者が講ずる再発防止策については記載する。
・ 当該医療従事者や遺族が報告書の内容について意見がある場合等は，その要旨を報告書の別紙に記載すること。
(4) 報告書作成の留意点
・ 医療従事者等の識別（他の情報との照合による識別を含む。）ができないように加工しなければならないこと
・ すべての委員の氏名を表記して署名捺印を得ること（匿名にしてはならないこと）

(調査情報の保護)
8．委員は，調査情報保護のため以下の事項を遵守する。
(1) 委員は，事故調査委員会で知り得た事項に関しては事故調査委員長の許可なく他に開示してはならない。
(2) 委員は，事故調査委員長の許可なくインシデント・アクシデント報告書，分析資料，医療安全委員会議事録，事故調査報告書，医療安全対策報告書，事情聴取記録等の医療事故調査に関する資料を一切複写してはならない。
(3) 事故調査報告書については，医療法施行規則第1条の10の4第2項柱

　　　　書に従い，医療従事者（職員）等が，他の情報との照合による識別を含め，
　　　識別できないように加工しなければならない。
（記録の保管）
 9．事故調査委員会の審議内容等をはじめとした，院内における医療事故に
　　関する前各条に定める事故調査一切の諸記録（以下「医療事故調査資料」
　　と略す）は2間保管する。

（医療事故調査資料の非開示，患者家族関係者の証拠制限）
10．医療事故調査資料は，いずれも当院内部の医療安全のためだけのもので
　　あり，医療安全の目的で連携する院外調査委員会や第三者機関（医療事
　　故調査・支援センター，医療事故調査等支援団体）の収集情報・調査・
　　議論等の一切も同様に当院内部の医療安全のためだけのものとなり，開
　　設者，院長，医療安全委員会，事故調査委員会，各委員，関係職員その
　　他すべての当院の職員並びに，院外調査委員会，第三者機関及びそれら
　　の職員は，患者，家族関係者，裁判所，行政機関，警察と報道機関も含
　　め当院の外部に開示することができない。患者，家族関係者は，事故調
　　査報告書など医療事故調査資料の一部を特に開示された場合といえど
　　も，これを裁判所に提出して民事訴訟の証拠としてはならない。

（規程の見直し）
11．本規程は事故調査委員会において随時に見直し，院長において必要に応
　　じて改正するものとする。

　　　　　年　月　日
　　　　　　　　　　　　医療機関
　　　　　　　　　　　　院長

122
●事故調査委員会と別系列の紛争対策委員会の設置

Q 医療安全管理委員会や事故調査委員会とは別系列で、紛争対策委員会を設けた方がよいですか。

A 委員会メンバーは重複したとしても、別系列の紛争対策委員会があるとよいです。

今般の医療事故調査制度に則った院内医療事故調査委員会を、必ず医療安全管理委員会の傘下に設けるべきです。ただ、紛争化した場合や医療過誤対処のためには、もっぱら医療安全の確保を担っている医療安全管理委員会や事故調査委員会は、必ずしも組織構成上ふさわしくありません。

そこで、患者遺族との間で紛争化してしまったり、医療過誤での謝罪・賠償などに対処したりするためには、たとえ実際は委員会メンバーが重複したとしても、全く別個の系列で、院長直轄の「紛争対策委員会（名称は苦情処理委員会でも何でもよい）」を設けておくべきです。

123
●識別できないように加工した報告書

Q 医療法施行規則第1条の10の4第2項で明示された「当該医療事故に係る医療従事者等の識別（他の情報との照合による識別を含む）ができないように加工された報告書」とはどういうものですか。

A 名前の黒塗りなどの非特定化では足りず、非識別化までしたものです。

「医療従事者等の識別（他の情報との照合による識別を含む。次項において同じ）ができないように加工」しなければならないとした立法趣旨は、WHOドラフトガイドラインにいう通りの「秘匿性」を実現することによって真に医療安全の確保につなげるため、医療従事者の名誉権の保護だけでなくプライバシー権も保護しようとしたことにあります。

そこで、秘匿性が実現できずに医療従事者のプライバシー権が侵害された場合には、院内調査の委員個々人に対して法的責任が生じるおそれがあるので、非識別化の

徹底を厳守しなければなりません。院内の医療事故調査結果報告書の記載情報は、医療従事者に関しては特定（ある情報が誰の情報であるかがわかること）のものであってはならないことはもちろん、識別（ある情報が誰か一人の情報であることがわかること、つまり、ある情報が誰の情報であるかがわかるかは別にして、ある人の情報と別の人の情報を区別できること）のものであってもなりません。医療従事者に関して報告書に記載されるのは、識別特定情報や識別非特定情報であってはならず、非識別非特定情報である必要があります。

非識別は、他の情報との照合によっても識別できないものでなければなりません。「他の情報」には、センターが入手しうる全ての情報（たとえば、診療録等の診療に関する記録その他のセンターに提出することがありうる資料、遺族からセンターが聴取しうる説明や提出を受けうる資料）を含みます。

Q124 ●非識別加工をする情報の範囲
非識別加工をする情報の範囲は、臨床経過や原因を明らかにするための調査の結果に限られないのですか。

A 事故調査結果報告書やその別紙の全てに及びます。

院内の医療事故調査結果報告書又はその別紙に記載する診療科名、医療事故調査の項目、手法、結果（臨床経過、原因を明らかにするための調査の結果、管理者が講ずる再発防止策）、医療従事者や遺族の意見等の全てについて、医療従事者に関して非識別非特定情報に加工しなければなりません。

つまり、他の情報との照合によって非識別非特定化が判断されるのですから、それこそ診療科名から遺族の意見までの全てに及びうるのです。

125 Q ●非識別加工の要領
報告書の非識別加工は、どのような要領で行えばよいのですか。

A 一度、報告書の下書きを作り、それからその表現を非識別加工します。

院内の医療事故調査結果報告書は、まず下書きをしてみて、その後に、その表現を一つひとつチェックし、医療従事者の識別ができないように加工（非識別加工）する、という手順を踏みます。

非識別加工の程度については、まず最低限のこととしては、普通の第三者が読んで、誰のことかがわかるようなものはいけません。それを識別特定と言います。ただ、それ以上の程度については「他の情報との照合」次第ですので、どうしてもケースバイケースにならざるをえません。抽象的に言えば、遺族などのいわば当事者は多くの情報を持っているので、普通の第三者との関係での非識別とは程度が異ならざるをえないということです。しかし、遺族向け仕様で非識別化し過ぎてしまうと、今度は抽象的に過ぎて、センターの整理・分析に役立たなくなります。バランス調整が必要ですし、その中心は遺族でなくてセンターなのです。

126 Q ●個人責任追及禁止の冒頭記載
報告書の書き方についてですが、「個人の責任を追及するためのものではない」ことを、どうやって記載すればよいのですか。

A それこそ端的に、報告書の冒頭に文字通りに記載します。

通知では、「本制度の目的は医療安全の確保であり、個人の責任を追及するためのものではないことを、報告書冒頭に記載する」ことが明示されました。

それこそ端的に、報告書の冒頭に文字通り、「この医療事故調査の目的は、医療安全の確保であり、個人の責任を追及するためのものではない」と記載すればよいのです。

127 ●ヒアリング記録の書式例

Q 法令に則ったヒアリング記録の書式は、どのようなものですか。

A 法律・省令・通知に則った書式は、たとえば次のとおりです。

ヒアリング記録

　このヒアリング記録は、ヒアリング対象者に対して、下記の点を説明した上でヒアリングを行った結果を記録し、ヒアリング対象者の確認を得たものです。
　このヒアリング記録は、院内での医療安全の確保のための調査にのみ用いる目的で、非開示を前提に作成したもので、外部への開示は決して行いません。

記

・本調査は医療安全の確保を目的とし、組織や個人の責任を追及するものではないこと
・ヒアリング結果は院内の内部資料として取り扱い、外部に開示しないこと
・当院は、医療法及びWHOドラフトガイドラインの求める非懲罰・非識別化を遵守すること

＜以下、ヒアリング結果＞

Q128 ●他目的利用と予めの教示
報告書がセンター提出や遺族説明以外の他の目的に利用される可能性がある場合には、どうすればよいのですか。

A あらかじめ当該医療従事者に他目的利用の可能性を教示します。

通知では、「報告書はセンターへの提出及び遺族への説明を目的としたものであることを記載することは差し支えないが、それ以外の用途に用いる可能性については、あらかじめ当該医療従事者へ教示することが適当である」と定められました。

つまり、刑事捜査の資料として用いられること、民事訴訟の証拠として用いられること、社会への公表資料として用いられることは、できる限り避けなければなりません。しかし、それらのいずれかの用途に用いられてしまう可能性がある場合は、管理者はあらかじめ当該医療従事者へ教示する必要があるのです。

Q129 ●センターへの報告事項の留意点
センターへの報告事項については、全般的にどのような点に留意すべきなのですか。

A 特に、原因分析・再発防止策・意見の記載について留意しなければなりません。

通知では、「センターへは以下の事項を報告する。
●日時／場所／診療科
●医療機関名／所在地／連絡先
●医療機関の管理者の氏名
●患者情報（性別／年齢等）
●医療事故調査の項目、手法及び結果
●調査の概要（調査項目、調査の手法）
●臨床経過（客観的事実の経過）
●原因を明らかにするための調査の結果
※必ずしも原因が明らかになるとは限らないことに留意すること。
●調査において再発防止策の検討を行った場合、管理者が講ずる再発防止策については記載する
●当該医療従事者や遺族が報告書の内容について意見がある場合等

は、その旨を記載すること」と詳細に定められています。

特に、省令である医療法施行規則第1条の10の4第2項第4号では「医療事故調査の項目、手法及び結果」としか定めていなかった部分が、通知では詳細化されています。その中でも、原因分析・再発防止策・意見の記載については特に留意が必要です。

Q130 ●根本原因分析と非識別化
調査の結果、必ずしも原因が明らかにならなかったら、どうすればよいのですか。

A
原因不明とするか、わかる範囲で非識別化して記載します。

通知では、「原因を明らかにするための調査の結果、必ずしも原因が明らかになるとは限らないことに留意すること」と念押しされていますので、「原因不明」または「原因不詳」と記載すれば足ります。

たとえば、RCA（Root Cause Analysis、根本原因分析）の手法による場合も、根本原因の深くに至れば、おのずから非識別化した分析内容となっていきます。網羅的・具体的な行為ごとの皮相な分析に留まる場合には、原因が明らかになっていませんし、また、非識別化もできていないこともあり、原因分析の結果を報告してはなりません。

Q131 ●RCA分析による医療安全増進
RCA分析によって医療安全のグレードアップを目指していますが、どのようなことに心掛ければよいのですか。

A
背後要因をよく検討して、根本原因に至ることこそが重要です。

いわゆる西澤研究班報告書（平成26年度厚労科研費事業「診療行為に関連した死亡の調査の手法に関する研究」研究代表者、全日本病院協会会長西澤寛俊・平成27年3月）の205ページには事務局資料として「再発防止策の立案方法について」が添付され「2.原因分析の手法」（206ページ）には、RCA（Root Cause Analysis、根本

原因分析）が要領よく紹介されています。

「RCAは診療における疾患の診断、診療計画策定、結果の評価、標準化の一連の思考経路と類似しており、時系列に沿って網羅的・具体的に行為ごとになぜなぜと掘り下げて分析し、原因を究明することができる」

「ヒューマンエラーは必ずしも根本原因ではなく、そのほかの原因に起因した結果であり、ヒューマンエラーには複数の背後要因があるので、諸要因との関連性をよく検討しないと根本原因に至らないことに注意が必要である」

RCAは、「網羅的・具体的に行為ごとに」着眼して掘り下げるので、それらが中途半端だと逆に「責任追及」「説明責任」などに直結してしまいます。背後要因をよく検討して「根本原因に至る」ことこそが重要です。そうすれば医療安全のグレードアップとなり、上手に取りまとめれば、「責任追及」「説明責任」「紛争」「納得」とも切り分けられたものとなります。

●再発防止策の検討

Q132 再発防止策の検討は必ず行わねばならず、また、必ず記載すべきなのですか。

A 再発防止策は必ず検討や記載をしなければならないわけではありません。

今、問題としているのは、医療安全管理委員会での検討でもその報告書記載でもありません。個別事故事例のみを対象とした事故調査委員会での検討や、そこでの事故調査報告書記載の仕方です。個別事故の調査結果だけから見いだした再発防止策では、他のヒヤリ・ハット事例の分析や院内の医療安全の実情からして、果たして院内で有効適切に、かつ、弊害もなく当該再発防止策を講じられるかどうか、わかりません。再発防止策は、本来、個別事故のみを対象とする事故調査委員会においてではなく、院内全体を見渡している医療安全管理委員会において検討され、そして、その実施を講じるべきものなのです。

Q133 ●再発防止策の記載
再発防止策の検討を行った場合には、必ずそれを記載すべきなのですか。

A 管理者が講ずることにした再発防止策のみを記載します。

　通知では、「調査において再発防止策の検討を行った場合、管理者が講ずる再発防止策については記載する」と念押しされています。それは、たとえ事故調査委員会で、再発防止策の検討をしたとしても、未検証の仮説にすぎないので、その実施は必ず医療安全管理委員会での検討と管理者の判断を経なければならず、特にその記載は慎重でなければならないからなのです。特に再発防止策の記載は、それが結果回避行為義務違反の特定と誤解されかねず、当該医療従事者の責任追及につながる可能性が高いので、あらかじめ必ず当該医療従事者の意見を求めなければなりません。

　当該医療従事者の同意がないままでの再発防止策の記載は、当該医療従事者に対する個々の調査担当の委員による名誉毀損になりかねないので、個々の調査担当の委員は特に留意しなければなりません。

Q134 ●遺族からの意見
報告書の内容について当該医療従事者や遺族に意見がある場合は記載することとされていますが、遺族からのご意見についてはどのように求めるのですか。

A 遺族の意見の時期については、ヒアリングの時と報告書完成後とがあります。

　厚労省 Q&A14. では、次のように述べています。
「院内調査報告書の内容についての遺族からの意見については、医療法第6条の11第5項に基づき、医療事故調査・支援センターへの報告前にあらかじめ説明を行う際に、遺族からその内容について意見があった場合、その内容を報告書に記載していただくことになります。」
＜参考：医療法第6条の11第5項＞
○　医療法
第6条の11（略）

5　病院等の管理者は、前項の規定による報告をするに当たっては、あらかじめ、遺族に対し、厚生労働省令で定める事項を説明しなければならない。

　　ただし、遺族がないとき、又は遺族の所在が不明であるときは、この限りでない。

しかしながら、遺族の意見があった場合にも、その時期が院内調査のヒアリング中であった時と院内調査結果報告書の完成した後であった時とがありますので、その時期によって取扱いが異なります。時期によって場合を分けて、記載の仕方が異なるようにしないといけません。

Q135 ●従事者・遺族のヒアリングでの意見

院内医療事故調査の過程で、当該医療従事者や遺族からヒアリングを行った際に、意見等が述べられた場合、どうすればよいのですか。

A　調査結果報告書にその要旨を記載します。

　　通知では、「当該医療従事者や遺族が報告書の内容について意見等がある場合等は、その旨を記載すること」と明示されています。

　　医療事故調査の過程において、当該医療従事者からのヒアリングを行った際に、当該医療従事者が意見・質問・疑問などを提示した時には、報告書において、その意見・質問・疑問などの要旨を記載することになります。ただ、遺族からのヒアリングの場合には、往々にして多岐にわたり過ぎることが多いので、医療安全に関わる事実についてのみ、その意見の要旨を記載することとすべきです。

Q136 ●従事者・遺族への報告内容説明時の意見
調査結果報告書が完成してセンター報告をする前に報告内容を説明した際に、当該医療従事者や遺族から意見等が述べられた場合、どうすればよいのですか。

A 報告書は完成しているので、別紙に、その要旨を記載して添付します。

　院内調査結果報告書の完成後、センターへの報告の前にあらかじめ報告書の内容を説明（ただし、報告書そのものを開示もしくは交付するという意味ではありません）した際に、当該医療従事者や遺族が意見・質問・疑問などを提示した場合には、既に報告書そのものは完成しているので、その別紙において、その医療安全に関わる意見・質問・疑問などの要旨を記載することとし、別紙を報告書に添付します。

Q137 ●報告書記載の一般的注意点
報告書は、遺族の関心事・疑問点・思いなどを反映するように記載すべきなのですか。

A 遺族の関心事などの反映でなく、専門的・医学的に記載します。

　報告書は、もっぱら医療安全の確保の観点からの調査の目的・結果を、専門的・医学的観点から調査して記載するものですので、遺族の関心事・疑問点・思いなどとはずれることが多くあります。また、遺族の医学的知識とは大きなかい離があり、報告書の記述内容を遺族には容易に理解できないことも多くあります。しかし、報告書はあくまでも、もっぱら医療安全の確保の観点から医療安全に必要な事項に絞って、専門的・医学的にできる限り正確に記載しなければなりません。例えば、法的な過失の有無の認定は医療安全に必要な事項ではありません。また、医学的機序についても、遺族から断定することを求められたとしても、可能性の領域にとどまるものはあくまでも可能性のレベルであると記載しておかなければなりません。

　たとえば、遺族から法的な過失の有無に対する見解を求められていても報告書に記載してはなりません。また、医学的機序について、たとえば誤薬のゆえの死亡であったことの

断定を求められても、それが可能性の領域にとどまるものならば、遺族の要求に迎合するような断定の記述をしてはなりません。

つまり、遺族の関心事・疑問点・思いなどを反映するのではなく、もっぱら医療安全の確保の観点から医療安全に必要な事項に絞って、専門的・医学的にできる限り正確にセンターへの報告事項を記載すべきなのです。

Q138 ●医療事故調査報告の書式例
法令に則った医療事故調査報告の書式は、どのようなものですか。

A
法律・省令・通知に則った書式例は、たとえば次のとおりです。

医療事故調査報告（医療法第6条の11第4項）

平成○○年○月○○日

医療事故調査・支援センター 御中

医療機関名
所在地
連絡先 TEL：
　　　 FAX：
管理者氏名

　当院管理者は、医療法第6条の10第1項に定める「医療事故」と判断し、貴センターに発生を報告した事案につき調査を行いましたので、医療法第6条の11第4項に基づき以下のとおり貴センターに報告します。
　なお、本文書は医療安全の確保を目的とするもので、組織及び個人の責任の追及を目的とするものではありません。責任波及につながりうる医学的評価を行うものでもありません。当院管理者は、貴センターに対し、貴センターの守秘義務及びWHOドラフトガイドラインが求める秘匿性（厳格な非識別性）の確保を遵守し、本文書を遺族、行政庁・捜査機関を含む第三者に開示しないことを強く要請します。
　本報告書では、医療法施行規則第1条の10の4第2項柱書の求める非識別化義務から、当院職員が本報告書と他の情報（病院ホームページや職員リスト、貴センターの有し又は有するであろう一切の情報など）を踏まえても識別できないように注意して記載しております。

1. 患者情報
   (1) 性別（男・女）
   (2) 年齢：　　　才
   (3) その他

2. 死亡の状況
   (1) 死亡日時：　　年　　月　　日　　時　　分
   (2) 死亡場所：
   (3) 医療を提供した診療科：

3. 医療事故調査の項目、手法及び結果
   (1) 調査の概要（調査項目、調査の手法）：
   (2) 臨床経過（客観的事実の経過）：
   (3) 原因を明らかにするための調査の結果：
   ※必ずしも原因が明らかになるわけではなく、不明な場合は不明と記載しています。
   ※複数の原因が考えられた場合、複数の原因を列挙しています。
   ※本記載は、医療安全の確保のために検討したもので、法的責任に関する原因の検討とは異なります。

4. その他

以上

7. 医療機関が行った調査結果の遺族への説明について

Q139 ●調査結果を遺族へ説明する理由
医療機関が行った調査結果を遺族へ説明するのは、説明責任を果たしたり、遺族の納得を得るためなのですか。

A 遺族への説明責任でもその納得のためでもありません。

医療法第6条の11第5項は、「病院等の管理者は、前項の規定による報告をするに当たっては、あらかじめ、遺族に対し、厚生労働省令で定める事項を説明しなければならない。ただし、遺族がないとき、又は遺族の所在が不明であるときは、この限りでない。」と定めています。

この遺族への説明は、もともと患者遺族への説明責任やそれらの者の納得のための説明ではありません。もっぱら将来の医療安全のための検討資料として、患者情報を同意なくして法律に基づき利用したので、その限りでの正当化のための説明なのです。

Q140 ●説明内容の遺族による他目的利用
医療機関から遺族が調査結果の説明を受けた場合、遺族は警察、民事訴訟、監督官庁、マスコミなど何にでも自由に利用してよいのですか。

A 医療安全の確保のための説明情報利用以外は、他目的利用です。

遺族の中には、医療機関から院内調査結果の説明を受けた後、その説明を受けた情報内容を警察・民事訴訟・監督官庁・マスコミなどに提供することがありえます。しかし、今般の医療事故調査制度はもっぱら将来の医療安全の確保・推進のために運営されることになっています。そうすると、それら第三者への提供は、本来の目的から外れた「他目的利用」となってしまいます。遺族としては、そうした他目的利用は慎まねばなりません。

医療機関としても、国民全体の医療安全の総和を高めて国民皆が利益を享受するための制度であることを、遺族に対してよく説明して、他目的利用を慎むように協力を求めるべきです。

141

Q ●他目的利用と予めの教示
報告書がセンター提出や遺族説明以外の他の目的に利用される可能性がある場合には、どうすればよいのですか。

A あらかじめ
当該医療従事者に
他目的利用の可能性を
教示します。

通知では、「報告書はセンターへの提出及び遺族への説明を目的としたものであることを記載することは差し支えないが、それ以外の用途に用いる可能性については、あらかじめ当該医療従事者へ教示することが適当である」と定められました。

つまり、刑事捜査の資料として用いられること、民事訴訟の証拠として用いられること、社会への公表資料として用いられることは、できる限り避けなければなりません。しかし、それらのいずれかの用途に用いられてしまう可能性がある場合は、管理者はあらかじめ当該医療従事者へ教示する必要があるのです。

142

Q ●遺族への説明事項の非識別化
遺族への説明事項が非識別化されたものでなければならない、というのは、法律や省令でどのように規定されているのですか。

A 法律第6条の
11第4～5項、
省令第1条の10の
4第2～3項に
明瞭に定められています。

条文を列挙すると、次の4つです。
●医療法第6条の11第4項
病院等の管理者は、医療事故調査を終了したときは、厚生労働省令で定めるところにより、遅滞なく、その結果を第6条の15第1項の医療事故調査・支援センターに報告しなければならない。
●医療法第6条の11第5項
病院等の管理者は、前項の規定による報告をするに当たっては、あらかじめ、遺族に対し、厚生労働省令で定める事項を説明しなければならない。ただし、遺族がないとき、又は遺族の所在が不明であるときは、この限りでない。
●医療法施行規則第1条の10の

4　第2項

病院等の管理者は、法第6条の11第4項の規定による報告を行うに当たっては、次に掲げる事項を記載し、当該医療事故に係る医療従事者等の識別（他の情報との照合による識別を含む。次項において同じ）ができないように加工した報告書を提出しなければならない。

1　当該医療事故が発生した日時、場所及び診療科名
2　病院等の名称、所在地、管理者の氏名及び連絡先
3　当該医療事故に係る医療を受けた者に関する性別、年齢その他の情報
4　医療事故調査の項目、手法及び結果

●医療法施行規則第1条の10の4第3項

法第6条の11第5項の厚生労働省令で定める事項は、前項各号に掲げる事項（当該医療事故に係る医療従事者等の識別ができないようにしたものに限る）とする。

Q143

●遺族への非識別化の程度

遺族への説明事項は基本的には「センターへの報告事項」と同じなのですが、非識別化の程度も同じでよいのですか。

A

遺族にはセンター以上に
非識別化の程度を
上げないといけません。

通知では、「現場医療者など関係者について匿名化する」というようにあっさりと規定しています。しかし、その「匿名化」＝「非識別化・非特定化」の程度は、センター報告と比べて、その程度が上がります。それは、遺族は入院付添いやインフォームドコンセント立会いなどを通じて、診療状況や前後事情という「他の情報」をセンター以上によく知っているからです。それら豊富な「他の情報との照合」によっても、なお非識別・非特定を維持しなければならないため、おのずから非識別・非特定の程度が上がるのです。

繰り返すと、管理者は現場医療者など関係者について「匿名化」しつつ、「センターへの報告事項」の内容を説明しなければなりません。ここでいう「匿名化」とは、非特定化だけでは足りず、非識別化したものでなければならないことを意味しています。そして、

「他の情報」との照合によっても医療従事者が識別できないような説明でなければなりません。遺族は診療録その他の診療に関する記録を開示請求することができるし、また、遺族は診療の状況や前後事情を知っているので、それらの「他の情報」に照らしても非識別・非特定が維持できるような説明である必要が生じるのです。

管理者が医療従事者に関する識別特定情報や識別非特定情報を遺族に提供した場合には、当該医療従事者に対してプライバシー侵害の法的責任などを負うおそれがあるので、特に留意しなければなりません。

Q144 ●遺族向けに特別に非識別化した報告書
遺族にも院内調査結果報告書を交付したい場合、報告書の作成に際して留意すべき点は何ですか。

A 遺族に報告書を交付するには最低、センター以上の特別の非識別化レベルが必須です。

そもそも遺族への説明事項については、センター以上に非識別化のレベルを上げないといけません。センター保有の情報との照合に比べて、遺族保有の情報との照合の方が、遺族が診療状況や前後事情を知っているため、当然、非識別化レベルが上昇するからです。これは説明方法が報告書の交付であっても全く変わりません。医療法施行規則第1条の10の4第2～3項に即して言えば、「遺族の有しうる情報との照合によっても、当該医療事故に係る医療従事者等の識別ができないようにしたものに限る加工をした報告書」と表現できるところです。

しかもそれは、報告書を完成させた後に、センターに提出する前に遺族に交付しようとするものなのです。でもそれでは、医療安全の確保・推進のためにセンター報告を中心に据えた趣旨から外れてしまいます。それはすなわち、法律も省令もその趣旨は、センターへの報告書そのものを遺族にもあらかじめ交付することを、原則とはしていないからなのです。

Q145 ●遺族への説明方法

遺族への説明方法は、口頭又は書面のどちらによって行うのですか。

A 口頭とか書面とか、説明方法に限定はありません。

通知では、「遺族への説明方法について
・遺族への説明については、口頭（説明内容をカルテに記載）又は書面（報告書又は説明用の資料）若しくはその双方の適切な方法により行う」とだけ定められています。

実際、遺族への説明については、遺族の関心事・疑問点・思いなどとずれが生じていることも多く、遺族の医学的知識が大きくかい離していることも多いので、報告書そのものの交付が必ずしも適切でない場合が多くあります。

たとえば、法的な過失の有無に対する見解を求められていても報告書に記載して交付してはなりません。また、医学的機序について、たとえば誤薬のゆえの死亡であったことの断定を求められても、それが可能性の領域にとどまるものならば、遺族の要求に迎合するような断定の記述をしてはなりません。

これらのようにずれやかい離が生じそうな場合は、WHOガイドラインで言うところの「学習目的の」報告書の交付は適切ではありません。

そこで、管理者は諸般の状況から判断して、口頭での説明又は説明用の資料を活用します。口頭（説明内容をカルテに記載）又は書面（報告書又は説明用の資料）もしくはその双方のいかなる方法が適切かは、管理者がその裁量によって総合的に判断します。

Q146 ●遺族が希望する方法での説明

遺族が希望する方法で説明するとは、どのようなことですか。

A 遺族の希望内容から客観的に判断しますが、あくまでも努力目標です。

通知では、「調査の目的・結果について、遺族が希望する方法で説明するよう努めなければならない」と定められました。

しかし、「遺族が希望する方法」が本当は何なのかは、遺族が説明を欲している意見・質問・疑問などの関心事・疑問点・思いといった内容に対応させて、できるだけ客観的に、管理者は真に適切な方法を判断するべく努めなければならないのです。

「遺族が希望する方法」が直ちに「報告書」を意味すると考えるのは安易です。遺族の関心事・疑問点・思いといった説明を求められている内容に対応した方法が、「遺族が希望する方法」です。

ただ、「遺族が希望する方法」で説明するのは、あくまでも努力目標に過ぎません。たとえば、「報告書」の交付が客観的に見ても「遺族が希望する方法」だったとしても、院内での調査委員の間に見解の対立があったり、断定できずに可能性の領域にとどまるものが多くて遺族に誤解を与えかねなかったり、当該医療従事者が異論を述べていたりする場合、遺族が「報告書」を警察に持って行こうと思っている時など、そのまま「報告書」を交付することが適切でないことも多くあります。あくまでも努力目標となっているのはこのような理由などもあるので、果たして本当に「報告書」の交付が適切であるかどうかは、管理者は慎重に判断しなければなりません。

Q147 ●非開示特約・証拠制限特約
報告書の「非開示特約」や「証拠制限特約」は有効なのですか。

A 院内規則の改定などによる特約の導入は、一般的には民事では有効です。

諸般の考慮により「報告書」の交付が適切でなく、「口頭（説明内容をカルテに記載）もしくは書面（説明用の資料）」によるのを原則とするのが適切であると判断する医療機関は、院内規則を改定して「報告書非開示特約」を設ける手立てもあります。また、諸般の考慮により「報告書」は交付するが訴訟で使用されたくないと判断する病院等は、院内規則を改定し「報告書証拠制限特約」を設け、報告書交付時には「証拠制限契約書」に遺族のサインをもらってから交付するという手立てもあります。

適切に患者や遺族に理解されていれば、民事上は、一般的にはいずれの特約も有効です。

8. 医療事故調査・支援センターの指定について

148

●医療事故調査・支援センターの指定

Q 医療事故調査・支援センターは、国・地方公共団体ですか民間ですか、また、ひとつですか複数ですか。

A センターは法令上、民間の複数が規定されていますが、実際上はひとつです。

　医療法第6条15では、「厚生労働大臣は、医療事故調査を行うこと及び医療事故が発生した病院等の管理者が行う医療事故調査への支援を行うことにより医療の安全の確保に資することを目的とする一般社団法人又は一般財団法人であって、次条に規定する業務を適切かつ確実に行うことができると認められるものを、その申請により、医療事故調査・支援センターとして指定することができる。
　2　厚生労働大臣は、前項の規定による指定をしたときは、当該医療事故調査・支援センターの名称、住所及び事務所の所在地を公示しなければならない。
　3　医療事故調査・支援センターは、その名称、住所又は事務所の所在地を変更しようとするときは、あらかじめ、その旨を厚生労働大臣に届け出なければならない。
　4　厚生労働大臣は、前項の規定による届出があつたときは、当該届出に係る事項を公示しなければならない」
　医療法第6条の27では、「この節に規定するもののほか、医療事故調査・支援センターに関し必要な事項は、厚生労働省令で定める」とそれぞれ定められています。

149

●医療事故調査・支援センターの業務全般

Q 医療事故調査・支援センターの業務はどのようなものですか。

A センターの業務は7つありますが、包括して「調査等業務」と呼ばれています。

　厚労省Q&A15.では、次のように述べています。「医療法では、医療事故調査・支援センターの業務として、次の7つの業務が規定されています。
　1　医療機関の院内事故調査の報告により収集した情報の整理及び

院内対応Q&A | **185**

分析を行うこと。
2　院内事故調査の報告をした病院等の管理者に対し、情報の整理及び分析の結果の報告を行うこと。
3　医療機関の管理者が「医療事故」に該当するものとして医療事故調査・支援センターに報告した事例について、医療機関の管理者又は遺族から調査の依頼があった場合に、調査を行うとともに、その結果を医療機関の管理者及び遺族に報告すること。
4　医療事故調査に従事する者に対し医療事故調査に係る知識及び技能に関する研修を行うこと。
5　医療事故調査の実施に関する相談に応じ、必要な情報の提供及び支援を行うこと。
6　医療事故の再発の防止に関する普及啓発を行うこと。
7　その他医療の安全の確保を図るために必要な業務を行うこと。」

Q150 ●調査等業務以外の類似業務
センターとして指定を受けた団体が調査等業務を行う際に、注意しなければならない点は何ですか。

A
かつて行われていたモデル事業のような、似て非なる類似業務との混同です。

医療法施行規則第1条の13の2では、
「1　法第6条の15第1項の規定により医療事故調査・支援センターの指定を受けようとする者は、次に掲げる事項を記載した申請書を厚生労働大臣に提出しなければならない。
一　名称及び住所並びに代表者の氏名
二　調査等業務を行おうとする主たる事務所の名称及び所在地
三　調査等業務を開始しようとする年月日
2　前項の申請書には、次に掲げる書類を添付しなければならない。
一　定款又は寄附行為及び登記事項証明書
二　申請者が次条各号の規定に該当しないことを説明した書類
三　役員の氏名及び経歴を記載した書類
四　調査等業務の実施に関する計画
五　調査等業務以外の業務を行っている場合には、その業務の種類及び概要を記載した書類」と定められていて、調査等業務以外の業

務については、第2項第五号に言及があります。

なお、規則第1条の13の3は、「次の各号のいずれかに該当する者は、法第6条の15第1項の指定を受けることができない。

一　法又は法に基づく命令に違反し、罰金以上の刑に処せられ、その執行を終わり、又は執行を受けることがなくなった日から二年を経過しない者

二　法第6条の26第1項の規定により法第6条の15第1項の指定を取り消され、その取消しの日から二年を経過しない者

三　役員のうちに前二号のいずれかに該当する者がある者」
と続けています。

●センターに対する規制

Q151 センターの調査等業務を監督するために、厚生労働省はどのような規制をしていますか。

A　利害関係や調査等業務以外の業務にも着眼してチェックしています。

厚労省は、利害関係の有無、調査等業務以外の業務との混同などに着眼してチェックします。医療法施行規則第1条の13の4の定めは次のとおりです。

厚生労働大臣は、法第6条の15第1項の指定の申請があつた場合においては、その申請が次の各号のいずれにも適合していると認めるときでなければ、同条の指定をしてはならない。

一　営利を目的とするものでないこと。

二　調査等業務を行うことを当該法人の目的の一部としていること。

三　調査等業務を全国的に行う能力を有し、かつ、十分な活動実績を有すること。

四　調査等業務を全国的に、及び適確かつ円滑に実施するために必要な経理的基礎を有すること。

五　調査等業務の実施について利害関係を有しないこと。

六　調査等業務以外の業務を行っているときは、その業務を行うことによって調査等業務の運営が不公正になるおそれがないこと。

七　役員の構成が調査等業務の公正な運営に支障を及ぼすおそれがないものであること。

八　調査等業務について専門的知

識又は識見を有する委員により構成される委員会を有すること。
九　前号に規定する委員が調査等業務の実施について利害関係を有しないこと。
十　公平かつ適正な調査等業務を行うことができる手続を定めていること。

Q152 ●調査等業務の運営の不公正

規則第1条の13の4第六号にいう、「調査等業務以外の業務を行うことによる調査等業務の運営の不公正」とは、たとえばどういうことですか。

A モデル事業の発想のままで混同して、今般の事故調の業務を行うことです。

　医療事故調査制度は、改正医療法に基づくパラダイムシフトした独自の制度ですから、旧来から実施されている他の類似の事業とは異なります。調査等業務以外の類似業務（医療事故情報収集等事業、診療行為に関連した死亡の調査分析モデル事業、それらの類似事業）を行っていたとしても、当該類似業務の考え方や手法に即して行うとパラダイムシフトした改正医療法に基づく事故調査制度にのっとらない事態が生じることがあります。

　つまり、調査等業務の運営が不公正になるおそれがありますので、それらとの混同に十分に留意しなければならないのです。

9. センター業務について①

153 Q ●情報の整理・分析業務
センターの調査等業務の中核は何ですか。

A 情報の整理・分析業務こそが中核です。
自ら行うセンター調査ではありません。

センター業務の中核である「情報の整理及び分析」業務については、法律や通知では次のとおりに定められています。

●医療法第6条の16
医療事故調査・支援センターは、次に掲げる業務を行うものとする。
一　第6条の11第4項の規定による報告により収集した情報の整理及び分析を行うこと。
二　第6条の11第4項の規定による報告をした病院等の管理者に対し、前号の情報の整理及び分析の結果の報告を行うこと。

●通知
報告された院内事故調査結果の整理・分析、医療機関への分析結果の報告について
○報告された事例の匿名化・一般化を行い、データベース化、類型化するなどして類似事例を集積し、共通点・類似点を調べ、傾向や優先順位を勘案する。
○個別事例についての報告ではなく、集積した情報に対する分析に基づき、一般化・普遍化した報告をすること。
○医療機関の体制・規模等に配慮した再発防止策の検討を行うこと。

154 Q ●センターによる原因分析
センターの「整理・分析業務」にいう「原因分析」は、どのような特徴を有しますか。

A 個別事例を類別化した上での原因分析という特徴を有しています。

センターの原因分析には、大きな特徴があります。通知の「9.センター業務について①」のうち、「報告された院内事故調査結果の整理・分析、医療機関への分析結果の報告について」において、図解と共に、「個別事例についての報告ではなく、集積した情報に対する分析に基づき、一般化・普遍化した報告をすること」と明示さ

れています。

　つまり、センターの「整理・分析業務」にいう「原因分析」は、個別事例そのものの原因分析ではなく、個別事例を類別化し、その上で原因分析をし、報告は一般化・普遍化して行うという特徴を有しているのです。この趣旨は当然、個別事例のセンター調査にも反映されるべきものです。

Q155 ●警察への通報、個別事例の公表
センターは、警察や行政機関への通報や、個別事例の公表を行うことがあるのですか。

A 警察・行政機関への通報、個別事例の公表をしません。

　センターから行政機関への報告や警察への通報をしません。

　医療機関が実施した調査結果や、センターが医療機関や遺族からの依頼に基づき実施した調査結果を、センターが公表することは規定されていません。よって、医療事故の個別事例の公表も行いません。

　付け加えると、センターが行政機関や警察への通報も医療事故個別事例の公表も行わないにもかかわらず、当該医療機関自体が行政機関や警察への通報をしたり個別事例の記者会見やホームページ公表をしたりしていては、それこそ背理です。当該医療機関自身も旧来の慣行を改めるべきです。

10. センター業務について②

156

Q ●センターが行う調査
センターが行う調査とは、院内調査結果報告に不服であった場合の紛争解決を目的とするものなのですか。

A 不服解消や紛争解決は目的ではありません。

医療法第 6 条の 17 第 1 項では、「医療事故調査・支援センターは、医療事故が発生した病院等の管理者又は遺族から、当該医療事故について調査の依頼があつたときは、必要な調査を行うことができる」と定めています。

つまり、あくまでセンターでは依頼を受け、もっぱら医療安全確保の観点から、中立的・専門的な立場で調査を行うものです。院内調査結果に不服であった場合の紛争解決を目的としているものではありません。

157

Q ●管理者によるセンター調査依頼
医療機関の管理者は、センター調査の依頼をどのような時にするのですか。

A 管理者が当該医療従事者からセンター調査の依頼を要求された時が典型です。

通知では、
「センター調査の依頼について
○医療事故が発生した医療機関の管理者又は遺族は、医療機関の管理者が医療事故としてセンターに報告した事案については、センターに対して調査の依頼ができる」と定められています。

このうち、医療機関の管理者は、当該医療従事者が報告書の内容について意見等を述べている場合に当該医療従事者からセンターに対する調査依頼の要求を受けた時には、センターに対して調査の依頼をする責務があります。

当該医療従事者は、調査過程におけるヒアリングにおいても、報告書の完成後においても、自らの人権行使の一環として積極的に意見等を述べて、報告書又は別紙に記載してもらわなければなりません。当該医療従事者は、専門的・医学的観点から報告書の内容に意見等がある場合には、原則としてセンターに対する調査依頼の要求

を管理者に対して行います。また、法的・人権侵害的観点から報告書の内容に異議等がある場合には、原則として報告書作成の委員個々人の責任を追及すべく訴訟その他の法的手続きを行うのです。

Q158 ●遺族によるセンター調査依頼
遺族は、センター調査依頼と共に、民事訴訟法や刑事告訴も併せて行えるのですか。

A 民事訴訟や刑事告訴が行われると、センター調査に支障が出ます。

遺族は、報告書の内容に異議があるときなどは、センターに対して調査の依頼をするか、または、当該医療機関に対する訴訟その他の法的手続きをするかどちらかを選択的に行使することにすべきです。

しかし、双方を同時並行的に行うのは、医療安全の確保のためのWHOガイドラインで言うところの「学習目的の」作業に支障が生じるので、慎まなければならないものです。

つまり、同時並行されてしまうと、センターは法第6条の17第1項にいう「必要な調査を行う」ことができなくなってしまいます。逆に言えば、センター調査を行う必要性がないということです。

Q159 ●センター調査依頼の費用負担
医療事故調査・支援センターに調査を依頼する際、費用負担はどのようになりますか。

A 遺族も医療機関も一部の負担があります。

厚労省Q&A17.では、次のように述べています。
「「医療事故に係る調査の仕組み等に関する基本的なあり方」について」（平成25年5月29日医療事故に係る調査の仕組み等のあり方に関する検討部会）において、医療事故調査・支援センターが行う調査の費用については、学会・医療関係団体からの負担金や国からの補助金に加え、調査を申請した医療機関又は遺族からも負担を求めることとされました。

また、「医療事故調査制度の施行に係る検討について」（平成27

年3月20日医療事故調査制度の施行に係る検討会）においては、「●遺族が医療事故調査・支援センターに調査を依頼した際の費用負担については、遺族による申請を妨げることがないような額とすること。
●一方で、医療事故調査・支援センターは民間機関であるため、納税額等から申請者の所得階層を認定することができないため、所得の多寡に応じた減免を行うことは難しいと考えられる。
●こうしたことから、所得の多寡に関わらず、負担が可能な範囲の額とすることとし、遺族が医療事故調査・支援センターに調査を依頼した際の費用負担については、一律とし、数万円程度とする。
●医療機関が依頼した際の費用負担は、実費の範囲内で医療事故調査・支援センターが今後定める。」とされています。

こうした考え方に沿って、具体的な負担額については医療事故調査・支援センターが定めることになります。

160 ●センター調査の概要
Q 医療事故調査・支援センターの調査は、どのような場合にどのような方法で行うものですか。

A 院内調査結果の検証を中心として行われます。

厚労省Q&A16.では、次のように述べています。
「医療機関が「医療事故」として医療事故調査・支援センターに報告した事案について、遺族又は医療機関が医療事故調査・支援センターに調査を依頼した場合には、医療事故調査・支援センターが調査を行うことができます。

院内事故調査終了後に医療事故調査・支援センターが調査する場合は、院内事故調査により記録の検証や（必要な場合の）解剖は終了していることが多いと考えられるため、新たな事実を調査するというより、院内事故調査結果の医学的検証を行いつつ、現場当事者への事実確認のヒアリングや、再発防止に向けた知見の整理を主に行うことが考えられます。

一方で、院内事故調査の終了前に医療事故調査・支援センターが調査する場合は、院内調査の進捗

状況等を確認し、院内事故調査を行う医療機関と連携し、必要な事実確認を行うことが考えられます。また、早期に（約3カ月以内程度）院内事故調査の結果が得られることが見込まれる場合には、院内事故調査の結果を受けてその検証を行うこととなります。

　なお、調査終了後、医療事故調査・支援センターはその結果を医療機関と遺族に調査結果報告書を交付します。」

161

Q ●センター調査への必要な協力
センターが調査に乗り出して来た場合、管理者は必ず協力しなければならないのですか。

A 管理者はセンター調査に必要な場合には必要な限りの協力をします。

　センター調査への必要な協力については、法律と通知が次のように定めています。

「医療法第6条の17第2項・第3項・第4項」
2　医療事故調査・支援センターは、前項の調査について必要があると認めるときは、同項の管理者に対し、文書若しくは口頭による説明を求め、又は資料の提出その他必要な協力を求めることができる。
3　第1項の管理者は、医療事故調査・支援センターから前項の規定による求めがあったときは、これを拒んではならない。
4　医療事故調査・支援センターは、第1項の管理者が第2項の規定による求めを拒んだときは、その旨を公表することができる。

「通知」
センター調査の実施及びセンター調査への医療機関の協力について
○　院内事故調査終了後にセンターが調査する場合は、院内調査の検証が中心となるが、必要に応じてセンターから調査の協力を求められることがあるので病院等の管理者は協力すること。
○　院内事故調査終了前にセンターが調査する場合は院内調査の進捗状況等を確認するなど、医療機関と連携し、早期に院内事故調査の結果が得られることが見込まれる場合には、院内事故調査の結果を受けてその検証を行うこと。各医療機関においては院内事故調

査を着実に行うとともに、必要に応じてセンターから連絡や調査の協力を求められることがあるので病院等の管理者は協力すること。
○ センター調査（・検証）は、「医療機関が行う調査の方法」で示した項目について行う。その際、当該病院等の状況等を考慮しておこなうこと。
○ センターは医療機関に協力を求める際は、調査に必要かつ合理的な範囲で協力依頼を行うこととする。

Q162 ●センター調査結果の報告
センターは、センター調査が終了したら、調査結果を管理者と遺族に報告しますが、それは院内調査結果より優位に立つのですか。

A センターの調査結果は、院内の調査結果より優位に立つものではありません。

医療法第6条の17第5項は、「医療事故調査・支援センターは、第1項の調査を終了したときは、その調査の結果を同項の管理者及び遺族に報告しなければならない」と定め、同じく医療法第6条の16は、「医療事故調査・支援センターは、次に掲げる業務を行うものとする。
三　次条第1項の調査を行うとともに、その結果を同項の管理者及び遺族に報告すること」と定めています。

一見すると、あたかも紛争解決機関としての地方裁判所と高等裁判所のように、下位と上位の関係があると誤解しかねません。医療法や医療法施行規則・通知には、紛争解決のために上下関係を定めた裁判所法のごとき規定は存在しません。つまり、紛争解決のためのものではなく、医療安全の確保のためのものなので、院内調査とセンター調査のどちらが下でどちらが上という関係ではありません。センターの調査結果は、院内調査結果より優位に立つものではないのです。

Q163 ●センター調査結果の非識別化

センターの調査結果報告書は、院内調査の結果報告書と同じく、非識別非特定化した情報でなければならないのですか。

A センター調査結果報告書もやはり非識別化・非特定化しなければなりません。

医療法施行規則第1条の10の4第2項が院内の調査結果報告書を「医療従事者等の識別（他の情報との照合による識別を含む。次項において同じ）ができないように加工」しなければならないとした立法趣旨は、WHOドラフトガイドラインにいうとおり「秘匿性」を実現することによって「学習を目的としたシステム」を機能させて真に医療安全の確保につなげるため、医療従事者の名誉権の保護だけでなくプライバシー権も保護しようとしたことにあります。

これは当然、センターの調査結果報告書にも適用されます。よって、秘匿性が実現できずに医療従事者のプライバシー権が侵害された場合には、センター調査の委員個々人に対して法的責任が生じるおそれがあるので、非識別化の徹底を遵守しなければなりません。

センターの調査結果報告書の記載情報は、医療従事者に関しては特定（ある情報が誰の情報であるかがわかること）のものであってはならないことはもちろん、識別（ある情報が誰かひとりの情報であることがわかること、つまり、ある情報が誰の情報であるかがわかるかは別にして、ある人の情報と別の人の情報を区別できること）のものであってもなりません。医療従事者に関して報告書に記載されるのは、識別特定情報や識別非特定情報であってはならず、非識別非特定情報である必要があります。

報告書に記載する医療事故調査の項目、手法、結果（臨床経過、原因を明らかにするための調査の結果、再発防止策）の全てについて、医療従事者に関して非識別非特定情報でなければなりません。

164 Q ●センターの非識別化の程度

センター調査の結果報告書は、そのまま遺族に交付するので、センターへの院内調査結果報告書よりも非識別化の程度が厳格になるのですか。

A 院内の報告書と異なり、直接に遺族に交付するので、より厳格になります。

非識別は、「他の情報」との照合によっても医療従事者が識別できないようなものでなければなりません。遺族は診療録その他の診療に関する記録を開示請求することができるし、また、もともと遺族は診療の状況や前後事情を知っているので、それらの「他の情報」に照らしても非識別・非特定が維持できるようなものである必要があります。

センターが医療従事者に関する識別特定情報や識別非特定情報を遺族に提供した場合には、センター調査の委員個々人が当該医療従事者に対してプライバシー侵害の法的責任などを負うおそれがあるので、特に留意しなければなりません。

165 Q ●センター調査結果の報告方法・報告事項

センター調査の結果報告の方法・事項は、院内調査とどこが異なっていますか。

A センター調査は、院内調査と異なり、遺族に報告書を交付します。

通知では、「センター調査の遺族及び医療機関への報告方法・報告事項について」次のように定められています。
○ センターは調査終了時に以下事項を記載した調査結果報告書を、医療機関と遺族に対して交付する。
・日時／場所／診療科
・医療機関名／所在地／連絡先
・医療機関の管理者
・患者情報（性別／年齢等）
・医療事故調査の項目、手法及び結果
・調査の概要（調査項目、調査の手法）
・臨床経過（客観的事実の経過）
・原因を明らかにするための調査

の結果
※調査の結果、必ずしも原因が明らかになるとは限らないことに留意すること。
※原因分析は客観的な事実から構造的な原因を分析するものであり、個人の責任追及を行うものではないことに留意すること。

・再発防止策
※再発防止策は、個人の責任追及とならないように注意し、当該医療機関の状況及び管理者の意見を踏まえた上で記載すること。
○センターが報告する調査の結果に院内調査報告書等の内部資料は含まない。

166

●センターによる医学的評価の是非

Q センターでは、センター調査の場合にはその一環として、医学的評価を行ってもよいのですか。

A センターは医学的評価を行ってはなりません。

　産科医療補償制度の原因分析では、「一般的でない」「劣っている」などの医学的評価が行われています。モデル事業も同様の発想でした。しかし、今般の医療事故調査制度では、センター調査に際して、センターに「医学的評価」をすることを認めた法令の規定が存在しません。すると、法令によって特に認められた第三者機関である以上、センターにはその権限がなく、そこで、「医学的評価」をしてはなりません。

　もしも「医学的評価」またはそれに準じた評価を丁寧かつ積極的に行うならば、甚だしくは「調査等業務以外の業務」を行うことによって「調査等業務の運営が不公正になる」として、センター指定の取消事由にもなりかねません。センター調査は慎重に行われないといけません。

167 ●センター調査での原因分析

Q センター調査での原因分析は、院内調査での原因分析と違うところがあるのですか。

A センター調査も基本は同じですが、構造的な原因分析がより強調されています。

センター調査における原因分析と院内調査における原因分析とは、いずれも「原因を明らかにするための調査の結果」とされ、「必ずしも原因が明らかになるとは限らないこと」「個人の責任追及を行うものではないこと」も注意書きされていて、基本は同じです。

しかし、通知の「10.センター業務について②」のうち、「センター調査の遺族及び医療機関への報告方法・報告事項について」では、特に、「原因分析は客観的な事実から構造的な原因を分析するもの」であることが強調されています。このことは、「整理・分析業務」において、個別事例そのものの原因分析ではなく、個別事例を類別化して分析して一般化・普遍化した報告を行うという趣旨と共通しています。

したがって、センター調査では、特に構造的な原因分析が留意されなければなりません。

168 ●センター調査結果での再発防止策

Q センターは、その調査結果報告書に、管理者に無断で独断の意思により、再発防止策を記載してはならないのですか。

A 当該医療機関の状況と管理者の意見を踏まえないといけません。

通知では、再発防止策について、「※再発防止策は、個人の責任追及とならないように注意し、当該医療機関の状況及び管理者の意見を踏まえた上で記載すること」と注意書きが付されています。

つまり、センターは、個別事例についての報告ではなく、集積した情報に対する分析に基づき、医療機関の体制・規模等に配慮した再発防止策の検討を行い、一般化・普遍化した報告をすることが、その本分です。再発防止策の検討は未検証の仮説にすぎないのですから、特に当該医療従事者への名誉毀損や当該医療機関への業

務妨害にならないように留意しなければなりません。

当該医療機関が講じていない再発防止策については、その状況を踏まえ、センターは独断で再発防止策を記載することは控えなければなりません。

そして、再発防止策を記載するためには、あらかじめ管理者の意見を聴取して、その同意を得る必要があります。

Q169 ●センターによる再調査命令
センター調査では、センター自ら調査する以外に、当該医療機関に対して再調査の命令もできるのですか。

A センターは、文字通りの意味での再調査の命令はできません。

遺族から調査依頼を受けた場合には、センターはセンター調査を自ら行い、その調査結果報告書を当該医療機関と遺族に対して交付します。しかし、それはセンターとしての調査結果の見解を示したに過ぎず、決して当該医療機関の調査結果の見解に法的に優位するものではありません。

たとえば最高裁判所の下級裁判所に対する法的に優位した判決のように、破棄自判（自ら結論）したり、破棄差戻し（再審理）したりすることとは、全く異なります。単に、院内調査結果とフラットに、センターとしての調査結果を示すに過ぎません。したがって、センターは再調査命令の権限を示す法的根拠を与えられてはいませんので、センター調査の結果として、文字通りの意味での再調査の命令を出すことはできません。

170

●医療機関による再度の調査依頼

Q 遺族が依頼したセンター調査の結果報告が不合理な内容だった場合に、医療機関が再度のセンター調査の依頼をすることはできるのですか。

A 医療機関はセンター調査の結果に対して再度の調査依頼も可能です。

当該医療機関が院内調査結果の報告をセンターにした後に、遺族からの調査依頼に基づきセンター調査が行われ、そのセンター調査の結果報告が不合理な内容だった、という事態は十分にありうることです。そのような場合に、センター調査結果の不合理な点を再度の院内調査で検証して、その院内での検証結果と共に、今度は当該医療機関がセンターに調査依頼をすることは可能です。センターとしては再度の調査依頼を受けたわけですが、その必要性を再検証した上で、「必要な調査を行う」ことになります。このようにして、センターと各医療機関が共に、再発防止を含めた医療安全の確保・推進を図ることになるのです。

171

●開示請求と証拠制限

Q センターは、その保有する院内調査結果報告書とセンター調査の内部資料について、開示請求に応じてしまうのですか。

A センターは開示請求があっても応じません。

通知では、「センター調査結果報告書の取扱いについて」、再発防止策について、「本制度の目的は医療安全の確保であり、個人の責任を追及するためのものではないため、センターは、個別の調査報告書及びセンター調査の内部資料については、法的義務のない開示請求に応じないこと。
※証拠制限などは省令が法律を超えることはできず、立法論の話である」と定めています。

ただ、証拠制限については、その意味するところは、医療者と患者の間の証拠制限契約については民間契約であり、国が関与する立場ではないので、いずれにしても、証拠制限契約の妥当性等については厚生労働省が判断する立場にないため、その規制も含めて厚生労働省が実施することは想定していない、ということです。

院内対応Q&A | 201

Q172 ●センター職員の守秘義務

センター職員や支援団体の職員には、罰則付きの守秘義務があるのですか。

A 法律に守秘義務と刑罰が明示されています。

　守秘義務については、法令上、次のように定めています。
　センターの役職員も支援団体の役職員も同じです。センターの役員が守秘義務違反をして刑罰に処せられると、医療法施行規則第1条の13の3第三号により、センター自体の指定が取り消されることがあります。

●医療法第6条の21
医療事故調査・支援センターの役員若しくは職員又はこれらの者であつた者は、正当な理由がなく、調査等業務に関して知り得た秘密を漏らしてはならない。

●医療法第6条の22（参考）
2　前項の規定による委託を受けた医療事故調査等支援団体の役員若しくは職員又はこれらの者であつた者は、正当な理由がなく、調査等業務に関して知り得た秘密を漏らしてはならない。

●医療法第72条
3　（略）第6条の21、第6条の22第2項、（略）の規定に違反した者は、1年以下の懲役又は50万円以下の罰金に処する。

●通知
医療事故調査・支援センターの役員若しくは職員又はこれらの者であった者は、正当な理由がなく、調査等業務に関して知り得た秘密を漏らしてはならない。

11. センター業務について③

Q173 ●センターが行う研修
センターは医療事故調査に関する研修業務も行うのですか。

A センターは各種の人々に対して研修を行います。

センターが行う研修については、次のとおり、法律と通知で定められています。
●医療法第6条の16
医療事故調査・支援センターは、次に掲げる業務を行うものとする。
四　医療事故調査に従事する者に対し医療事故調査に係る知識及び技能に関する研修を行うこと。
通知
センターが行う研修について
○センターが行う研修については、対象者別に以下の研修を行う。
①センターの職員向け：センターの業務（制度の理解、相談窓口業務、医療機関への支援等）を円滑に遂行するための研修
②医療機関の職員向け：科学性・論理性・専門性を伴った事故調査を行うことができるような研修
③支援団体の職員向け：専門的な支援に必要な知識等を学ぶ研修
○研修を行うに当たっては、既存の団体等が行っている研修と重複することがないよう留意する。
○研修の実施に当たっては、一定の費用徴収を行うこととし、その収入は本制度のために限定して使用する。

12. センター業務について④

174

Q ●センターが行う普及啓発

センターは、医療事故調査に関する研修業務を行うのですが、医療事故の再発防止に関する普及啓発も行うのですか。

A 医療事故の再発防止に関する普及啓発を行います。

センターが行う医療事故の再発防止に関する普及啓発については、次のとおり、法律と通知で定められています。

●医療法第 6 条の 16
六 医療事故の再発の防止に関する普及啓発を行うこと

通知
センターが行う普及啓発について
○集積した情報に基づき、個別事例ではなく全体として得られた知見を繰り返し情報提供する。
○誤薬が多い医薬品の商品名や表示の変更など、関係業界に対しての働きかけも行う。
○再発防止策がどの程度医療機関に浸透し、適合しているか調査を行う。

175

Q ●再発防止策の現場での定着の取り組み

医療事故調査・支援センターが、医療事故の再発防止のために行う普及啓発について、再発防止策が現場に定着するための取組はどのようなものですか。

A センターは、繰り返しの情報提供と関係業界への働きかけなどを行います。

厚労省 Q&A18. では、次のように述べています。
「今般の制度の創設により、すべての医療機関を対象として医療事故事案の集積が可能となることから、稀な事案であっても捕捉が可能となり、より一般化した再発防止策の普及啓発が可能となると考えています。医療事故調査・支援センターは、集積した情報に基づき、個別事例ではなく全体として得られた知見を繰り返し情報提供するとともに、誤薬が多い医薬品の商品名や表示の変更など、関係業界に対しての働きかけも行うことになります。

加えて、医療事故調査・支援センターが提案する再発防止策がどの程度医療機関に浸透し、適合しているかの調査を行い、再発防止策を定着させることができるよう取り組むことになります。」

13. センターが備えるべき規定について（省令事項）

Q176 ●調査等業務に関する規程の認可
センターは、得手勝手にセンター業務を行うことはないのですか。

A 業務規程の認可が必要で、厚労省の監督下にあります。

業務規程の認可については、医療法第6条の18で、「医療事故調査・支援センターは、第6条の16各号に掲げる業務（以下「調査等業務」という）を行うときは、その開始前に、調査等業務の実施方法に関する事項その他の厚生労働省令で定める事項について調査等業務に関する規程（次項及び第6条の26第1項第3号において「業務規程」という）を定め、厚生労働大臣の認可を受けなければならない。これを変更しようとするときも、同様とする。
2 厚生労働大臣は、前項の認可をした業務規程が調査等業務の適正かつ確実な実施上不適当となったと認めるときは、当該業務規程を変更すべきことを命ずることができる」と定められています。

Q177 ●業務規程の詳細
センターの調査等業務の実施方法に対して、厚労省の監督は及ぶのですか。

A 「調査等業務の実施方法に関する事項」も業務規程に定めて認可が必要です。

省令である医療法施行規則で、次のとおり、認可を受ける業務規程の詳細が定められています。
・規則第1条の13の5
法第6条の18第1項の厚生労働省令で定める事項は、次のとおりとする。
一　調査等業務を行う時間及び休日に関する事項
二　調査等業務を行う事務所に関する事項
三　調査等業務の実施方法に関する事項
四　医療事故調査・支援センターの役員の選任及び解任に関する事項
五　調査等業務に関する秘密の保持に関する事項
六　調査等業務に関する帳簿及び書類の管理及び保存に関する事項

七　前各号に掲げるもののほか、調査等業務に関し必要な事項

・規則第 1 条の 13 の 6
1　医療事故調査・支援センターは、法第 6 条の 18 第 1 項前段の規定により業務規程の認可を受けようとするときは、その旨を記載した申請書に当該業務規程を添えて、これを厚生労働大臣に提出しなければならない。

2　医療事故調査・支援センターは、法第 6 条の 18 第 1 項後段の規定により業務規程の変更の認可を受けようとするときは、次に掲げる事項を記載した申請書を厚生労働大臣に提出しなければならない。
一　変更の内容
二　変更しようとする年月日
三　変更の理由

14. センターの事業報告書等の提出について（省令事項）

178

●センターの事業計画と事業報告

Q センターは、業務規程だけでなく、業務運営についても厚労省の監督を受けているのですか。

A 事業計画等の認可と事業報告等の提出により監督を受けています。

　事業計画等の認可と事業報告等の提出により、センターは厚労省の監督を受けていますが、法律と省令に次のとおり定められています。

・医療法第6条の19
医療事故調査・支援センターは、毎事業年度、厚生労働省令で定めるところにより、調査等業務に関し事業計画書及び収支予算書を作成し、厚生労働大臣の認可を受けなければならない。これを変更しようとするときも、同様とする。
2　医療事故調査・支援センターは、厚生労働省令で定めるところにより、毎事業年度終了後、調査等業務に関し事業報告書及び収支決算書を作成し、厚生労働大臣に提出しなければならない。

・医療法施行規則第1条の13の7
1　医療事故調査・支援センターは、法第6条の19第1項前段の規定により事業計画書及び収支予算書の認可を受けようとするときは、毎事業年度開始の一月前までに（法第6条の15第1項の指定を受けた日の属する事業年度にあっては、その指定を受けた後遅滞なく）、申請書に事業計画書及び収支予算書を添えて、厚生労働大臣に提出しなければならない。
2　医療事故調査・支援センターは、法第6条の19第1項後段の規定により事業計画書又は収支予算書の変更の認可を受けようとするときは、あらかじめ、変更の内容及び理由を記載した申請書を厚生労働大臣に提出しなければならない。

第1条の13の8
医療事故調査・支援センターは、法第6条の19第2項の事業報告書及び収支決算書を毎事業年度終了後三月以内に貸借対照表を添えて厚生労働大臣に提出しなければならない。

15. センターが備える帳簿について（省令事項）

Q179 ●センターの休廃止禁止と帳簿備付け
センターは無許可での休止・廃止が禁止され、帳簿備付けが義務づけられているのですか。

A 法律で休廃止禁止と帳簿備付けが義務づけられています。

センターの休廃止禁止と帳簿備え付けが、法律で次のとおりに定められています。
・医療法第6条の20
医療事故調査・支援センターは、厚生労働大臣の許可を受けなければ、調査等業務の全部又は一部を休止し、又は廃止してはならない。
・第6条の23
医療事故調査・支援センターは、厚生労働省令で定めるところにより、帳簿を備え、調査等業務に関し厚生労働省令で定める事項を記載し、これを保存しなければならない。

Q180 ●医療事故と整理・分析結果の概要
全国の院内調査結果報告に係る、医療事故、整理・分析結果の概要は、どうしたらわかるのですか。

A センターの備え付け帳簿に、それらの概要が記載されています。

医療法施行規則では、休廃止の許可と、医療事故や整理・分析結果の概要を記載した帳簿の備え付けについて、その内容を次のとおりに定めています。
・規則第1条の13の9
医療事故調査・支援センターは、法第6条の20の規定により許可を受けようとするときは、その休止し、又は廃止しようとする日の二週間前までに、次に掲げる事項を記載した申請書を厚生労働大臣に提出しなければならない。
一 休止又は廃止しようとする調査等業務の範囲
二 休止又は廃止しようとする年月日及び休止しようとする場合はその期間
三 休止又は廃止の理由
・規則第1条の13の10
1 医療事故調査・支援センターは、法第6条の23の規定により、次に掲げる事項を記載した帳簿を

備え、これを最終の記載の日から三年間保存しなければならない。
2　法第6条の23の厚生労働省令で定める事項は、次のとおりとする。
一　法第6条の11第4項の規定により病院等の管理者から医療事故調査の結果の報告を受けた年月日
二　前号の報告に係る医療事故の概要
三　第一号の報告に係る法第6条の16第1項第1号の規定による整理及び分析結果の概要

16. その他

181

Q ●医療の安全の確保を図るために必要な業務
センターが行う「医療の安全の確保を図るために必要な業務」とは、たとえばどのようなものですか。

A たとえば、整理及び分析結果を基礎に、医薬品や医療機器の業界と製品改善の協議をしたりすることです。

医療法第6条の16は、「医療事故調査・支援センターは、次に掲げる業務を行うものとする。七 前各号に掲げるもののほか、医療の安全の確保を図るために必要な業務を行うこと」と規定しています。

「医療の安全の確保を図るために必要な業務」とは、当然、センターの本来業務である調査等業務の一環と言えるものに限られます。医療事故情報収集等事業やかつてのモデル事業のような「類似業務」の一環のものであってはなりません。すると、たとえば、整理及び分析結果を基礎に、医薬品や医療機器の業界と製品改善の協議をしたりすることなど、そう幅の広いものではありません。

182

Q ●厚労省の質問検査権
厚労省はセンター業務の適正さを保つため、センターへの質問検査権をもっているのですか。

A センターへ立ち入ったり検査したりする権限を有しています。

厚労省の質問検査権については、医療法第6条の24が、「厚生労働大臣は、調査等業務の適正な運営を確保するために必要があると認めるときは、医療事故調査・支援センターに対し、調査等業務若しくは資産の状況に関し必要な報告を命じ、又は当該職員に、医療事故調査・支援センターの事務所に立ち入り、調査等業務の状況若しくは帳簿書類その他の物件を検査させることができる。
2　前項の規定により立入検査をする職員は、その身分を示す証明書を携帯し、かつ、関係人にこれを提示しなければならない。
3　第1項の規定による権限は、犯罪捜査のために認められたものと解釈してはならない」と定めています。

183

●センターに対する命令・処分

Q 厚労省はセンターに対して監督上必要な命令を発したり、センター指定の取消処分を下したりすることもできるのですか。

A 厚労省は監督上必要な命令を発したり、センター指定の取消処分をしたりできます。

　厚労省の命令権や処分権については、法律で次のように定められています。
・医療法第6条の25
厚生労働大臣は、この節の規定を施行するために必要な限度において、医療事故調査・支援センターに対し、調査等業務に関し監督上必要な命令をすることができる。
・医療法第6条の26
厚生労働大臣は、医療事故調査・支援センターが次の各号のいずれかに該当するときは、第6条の15第1項の規定による指定(以下この条において「指定」という)を取り消すことができる。
一　調査等業務を適正かつ確実に実施することができないと認められるとき。
二　指定に関し不正の行為があったとき。
三　この節の規定若しくは当該規定に基づく命令若しくは処分に違反したとき、又は第6条の18第1項の認可を受けた業務規程によらないで調査等業務を行ったとき。
2　厚生労働大臣は、前項の規定により指定を取り消したときは、その旨を公示しなければならない。

184 ●医療上の有害事象に関する報告制度

Q 医療事故調査制度以外に、医療上の有害事象に関する報告制度としてはどのようなものがありますか。

A 通知の別紙に5種類の制度が整理されています。

1．医薬品・医療機器等安全性情報報告制度

根拠	医薬品・医療機器等法第68条の10第2項
目的	医薬品、医療機器又は再生医療等製品の使用による副作用、感染症又は不具合の発生（医療機器及び再生医療等製品の場合は、健康被害が発生するおそれのある不具合も含む。）について、保健衛生上の危害の発生又は拡大の防止。
報告者	医療関係者（薬局開設者、病院、診療所若しくは飼育動物診療施設の開設者又は医師、歯科医師、薬剤師、登録販売者、獣医師その他の医薬関係者）
報告する情報	医薬品、医療機器又は再生医療等製品の使用による副作用、感染症又は不具合の発生（医療機器及び再生医療等製品の場合は、健康被害が発生するおそれのある不具合も含む。）について、保健衛生上の危害の発生又は拡大を防止する観点から報告の必要があると判断した情報（症例）。
報告の窓口	独立行政法人　医薬品医療機器総合機構　安全第一部　情報管理課 〒100-0013　東京都千代田区霞が関3-3-2　新霞が関ビル FAX：0120-395-390 電子メール：anzensei-hokoku@pmda.go.jp ※輸送、FAX又は電子メールで受付

2．予防接種法に基づく副反応報告制度

根拠	予防接種法第12条第1項
目的	予防接種後に生じる種々の身体的反応や副反応について情報を収集し、ワクチンの安全性について管理・検討を行い、以て広く国民に情報を提供すること及び今後の予防接種行政の推進に資すること。
報告者	病院若しくは診療所の開設者又は医師
報告する情報	定期の予防接種等を受けた者が、当該定期の予防接種等を受けたことによるものと疑われる症状として厚生労働省令（注1）で定めるものを呈している旨。 注1：予防接種法施行規則第5条に規定する症状
報告の窓口	独立行政法人医薬品医療機器総合機構　安全第一部情報管理課 〒100-0013　東京都千代田区霞が関3-3-2　新霞が関ビル FAX：0120-176-146 ※FAXのみの受付

3. 医療事故情報収集等事業

根拠	医療事故情報収集・分析・提供事業：医療法施行規則第9条の23、第12条 ヒヤリ・ハット事例収集・分析・提供事業：厚生労働省補助事業
目的	特定機能病院等や事業参加登録申請医療機関から報告された、事故その他の報告を求める事案（以下「事故等事案」という。）に関する情報又は資料若しくはヒヤリ・ハット情報を収集し、及び分析し、その他事故等事案に関する科学的な調査研究を行うとともに、当該分析の結果又は当該調査研究の成果を事業参加医療機関及び希望医療機関に提供すること。
報告者	医療事故情報収集・分析・提供事業 特定機能病院等の報告義務対象医療機関（義務） 参加登録申請医療機関（任意参加）
報告する情報	医療事故情報収集・分析・提供事業 ①誤った医療または管理を行なったことが明らかであり、その行った医療又は管理に起因して、患者が死亡し、若しくは患者に心身の障害が残った事例又は予期しなかった、若しくは予期していたものを上回る処置その他の治療を要した事例。 ②誤った医療または管理を行なったことは明らかでないが、行った医療又は管理に起因して、患者が死亡し、若しくは患者に心身の障害が残った事例又は予期しなかった、若しくは予期していたものを上回る処置その他の治療を要した事例（行った医療又は管理に起因すると疑われるものを含み、当該事例の発生を予期しなかったものに限る）。 ③①及び②に掲げるもののほか、医療機関内における事故の発生の予防及び再発の防止に資する事例。 ヒヤリ・ハット事例収集・分析・提供事業 ①医療に誤りがあったが、患者に実施される前に発見された事例。 ②誤った医療が実施されたが、患者への影響が認められなかった事例または軽微な処置・治療を要した事例。ただし、軽微な処置・治療とは、消毒、湿布、鎮痛剤投与等とする。 ③誤った医療が実施されたが、患者への影響が不明な事例。
報告の窓口	日本医療機能評価機構のホームページ（http://icqhc.or.jp/）から、Webシステムを用いて報告。

4. 薬局ヒヤリ・ハット事例収集・分析事業

根拠	厚生労働省補助事業
目的	薬局から報告されたヒヤリ・ハット事例等を収集・分析し、提供することにより、広く薬局が医療安全対策に有用な情報を共有するとともに、国民に対して情報を提供することを通じて、医療安全対策の一層の推進を図ること。
報告者	参加登録申請薬局（任意参加）
報告する情報	以下のうち、本事業において収集対象とする事例は医薬品または特定保健医療材料が関連した事例であって、薬局で発生または発見された事例 ・医療に誤りがあったが、患者に実施される前に発見された事例。 ・誤った医療が実施されたが、患者への影響が認められなかった事例または軽微な処置・治療を要した事例。但し、軽微な処置・治療とは、消毒、湿布、鎮痛剤投与等とする。 ・誤った医療が実施されたが、患者への影響が不明な事例。
報告の窓口	日本医療機能評価機構のホームページ（http://jcqhc.or.jp/）からWebシステムを用いて報告。

5. 消費者安全調査委員会への申出

根拠	消費者安全法第28条
目的	消費者安全調査委員会の事故等原因調査等のきっかけの一つとして、消費者庁から報告される事故等情報だけでは抽出できない事故等について、必要な事故等原因調査につなげるためのしくみを構築することにより、調査等の必要な事故の漏れや事故等原因調査等の盲点の発生を防ぎ、必要な事故の再発・拡大防止対策につなげていくこと。
申出者	制限なし
申出の内容	消費者の生命又は身体被害に関わる消費者事故等について、被害の発生又は拡大の防止を図るため、事故等原因の究明が必要だと思料する場合に、消費者安全調査委員会に対し、その旨を申し出て、事故等原因調査等を行うよう求めることができる。
申出の窓口	申出の窓口 消費者庁　消費者安全課　事故調査室 〒100-6178　東京都千代田区永田町2-11-1　山王パークタワー6階 専用電話番号　03-3507-9268（受付時間　10：00〜17：00） FAX：03-3507-9284

185 Q ●医療事故情報収集等事業との相異点
医療事故情報収集等事業と医療事故調査制度とは、どのような点が異なっているのですか。

A 過誤を中核としているか、管理をも含んでいるかが大きな相異点です。

そもそも医療事故情報収集等事業は、医療事故調査制度とは異なり、事故「調査」の制度ではありません。院内組織との関連でも、医療事故調査制度が院内医療事故調査委員会とつながるのに対して、医療事故情報収集等事業はむしろ院内医療安全管理委員会とつながっています。

対象も、医療事故調査制度では「予期」が中核で「過誤の有無は問わない」とされ、単なる「管理」も除かれているのに対して、医療事故情報収集等事業では、「『誤った』医療または『管理』」が対象とされています。ですから、「事故」の定義が明らかに異なっています。それが、「パラダイムシフト」と言われるゆえんです。

186 Q ●見直し規定
改正医療法は、法律公布後2年以内(平成28年6月)に見直しの法制上の措置等を講ずることになっていますが、どのようになるのですか。

A 法制上の措置として、見直しのための検討会を設置すべきです。

改正医療法には、附則(検討)第2条として、
「2　政府は、第4条の規定(前条第5号に掲げる改正規定に限る)による改正後の医療法(以下「第5号新医療法」という)第6条の11第1項に規定する医療事故調査(以下この項において「医療事故調査」という)の実施状況等を勘案し、医師法(昭和23年法律第201号)第21条の規定による届出及び第5号新医療法第6条の15第1項の医療事故調査・支援センター(以下この項において「医療事故調査・支援センター」という)への第5号新医療法第6条の10第1項の規定による医療事故の報告、医療事故調査

及び医療事故調査・支援センターの在り方を見直すこと等について検討を加え、その結果に基づき、この法律の公布後2年以内に法制上の措置その他の必要な措置を講ずるものとする」という定めが特に設けられました。我が国において初めてのWHOドラフトガイドライン「学習を目的としたシステム」に基づく医療事故調査の実施状況等を十分に勘案できるよう、法制上の措置として、今後5年間程度の検証期間を設けて、見直しのための検討会を設置すべきです。

Q187 ●見直しの内容と方向性
見直しの内容と方向性は、どのようなことが考えられますか。

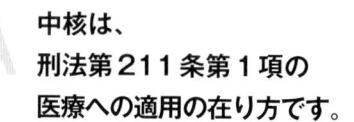

A 中核は、
刑法第211条第1項の
医療への適用の在り方です。

　検討を加える対象の「等」には、刑法第211条第1項（業務上過失致死傷罪等）の医療への適用の在り方の見直しも含み、これこそが見直しの中核です。
　また、検討を加える対象の「等」には、重度脳性麻痺発生に関する産科医療補償と同様に、「医療事故」補償制度の導入も含めることが望ましいところです。なお、イギリスにおけるGMC（General Medical Council）の失敗を踏まえると、行政処分の拡大その他行政による医療統制の強化施策は望ましくありません。

〔補論〕クライシス・ガバナンスの実践

188

● クライシス・ガバナンスの実践

Q クライシス・ガバナンスとは何を目指すものですか。

A 医療事故等を契機に医療機関の危急存亡の危機を招かないように、法律的観点を踏まえた危機監理の自己統治を行うことです。

先ごろの群馬大学医学部附属病院で起こった医療事故等を契機とした大混乱でも実証されたとおり、医療事故等は当該医療機関に危急存亡の危機を招きかねません。マスコミ等を通じて、我が国国民の誰ひとりとして知らぬ者がないほどの大きな波及をもたらしました。多くの医療機関でしたら、同様の波及があったならばもう存続していることすらできずに廃院せざるを得なくなるかもしれません。しかし、そもそもそんな事態は、我が国国民の皆は望んでおりません。

すべての国民の願いは、全国津々浦々で、地域の実情に合わせて医療安全を手堅く向上させつつ、国民全体にとっての医療安全の推進の総和を増大してもらってこの利益を享受すること。そして重要なことは、その途上でも地域の各医療機関の本来の医療機能を低下させないことです。

我が国は法治国家です。社会公益的な存在である医療機関の危機監理にも、やはり法律の観点が欠かせません。しかも、その法的ガバナンスは、各医療機関自らによる自己統治でもなければなりません。つまり、「法律に則って、」医療事故等を契機として生じた組織の存亡の危機に、自己の権限と責任において自ら決断しつつ自己統治をしていくことが大切なのです。今般の医療事故調査制度自体のQ&Aは、どちらかと言うと、ガバナンスというよりはコンプライアンスの問題を多く取り扱いました。クライシス・ガバナンスでは、医療事故と医療過誤、医療安全と医療紛争などをきちんと峻別しつつ、適切な実践が望まれるところです。

189

Q ●医療事故と医療過誤・医事紛争の峻別

医療事故と医療過誤もしくは医事紛争は、今までは同じようなものとして取り扱ってきましたが、どう違うのですか。

A 「医療事故」は
もっぱら医療安全、
「医療過誤」等は
もっぱら諸責任、
という違いがあります。

今般の医療事故調査制度において、法律で初めて「医療事故」の法的定義がなされました。そこで、今後は、「医療事故」（単なる「事故」という語は除く）という用語は、もっぱら医療安全の確保・推進のための医療事故調査制度にいう「医療事故」としてのみ用いられるべきです。

これに対して、「医療過誤」は、民法・刑法にいうところの「過失」に限定して用いられます。「医事紛争」は、民事責任・刑事責任・行政責任の係争や、説明責任・社会的責任・遺族の納得・原因究明といった官公庁・遺族・マスコミなどとの諸責任を巡る係争に、もっぱら用いられます。医療事故と医療過誤・医事紛争を峻別して取り扱うのが、クライシス・ガバナンスの基本のひとつです。

190

Q ●院内医事紛争対策委員会の設置

「医療過誤」や「医事紛争」に対処するために、院内医療安全管理委員会とは別個に、院内医事紛争対策委員会のような組織を設けた方がよいのですか。

A 管理者直轄で、医療安全管理委員会とは別系列で、医事紛争対策委員会を設けるのがよいです。

今までは、「医療過誤」や「医事紛争」に対処するためにも、院内医療安全管理委員会がそれを担当していた医療機関も多く存在していたようです。確かに、医療安全の確保・推進のための医療安全管理と、医療過誤や医事紛争の対処のための医事紛争対策とは、その基礎的な部分において多くの共通基盤がありますので、それなりに合理的なところはありました。しかし、医療安全管理の発想は、必ずしもクライシス・ガバナンス

の考え方と共通してはいませんし、むしろ矛盾・衝突も多く存在しえます。そこで、むしろクライシス・ガバナンスの観点から「医療過誤」や「医事紛争」その他の苦情などに対処するため、管理者直轄で、院内医療安全管理委員会（とその傘下の院内医療事故調査委員会）とは全く別個の系列で、院内医事紛争対策委員会を設けるのが適切です。名称は、仮に「院内医事紛争対策委員会」としましたが、「院内苦情処理等対応委員会」でも何でも構いません。要は、その内実です。

委員構成は、実際上は、院内医療安全管理委員会や院内医療事故調査委員会と一部または全部が重複しても構いません。要は、重複した委員は、医療安全管理の時と医事紛争対策の時と、完全に発想を切り替えればよいだけだからです。逆に言えば、発想の切り替えのできない人は、委員を重複してはいけません。

もちろん、当該医療機関の内部的な意思決定に直結する委員会ですから、その内容は非公開（むしろ秘密）です。

Q191 ●委員数とその構成
院内医事紛争対策委員会の委員数とその構成は、どのようなものが目安ですか。

A 委員数は5名程度、その構成は内部委員とこれに準じた法令系・事務系の委員です。

院内医事紛争対策委員会は、当該医療機関の組織としての内部的な意思決定に直結するものですから、少人数の秘密会（少なくとも非公開）になります。せいぜい5名程度が目安です。委員構成は、外部委員は排除し内部委員のみです。ただ、法令系や事務系の委員も必須ですが、必ずしも当該医療機関には適切な人材が確保できないこともあります。その際には、法令系や事務系は、できるだけ内部職員に準じた顧問弁護士や特段の有識者を参考人として嘱託する方法もありますし、委員として入れても構いません。ただし、決して「開かれた会議」ではありえませんので、第三者性のない、極めて内部に近い人を厳選すべきです。

Q192 ●院内医事紛争対策委員会規程のモデル文例

院内に医事紛争や危機監理、苦情処理などの対策を講じる委員会を設けるとしたら、その規程のモデル文例は、どのようなものですか。

A
名称にこだわる必要はなく、
その規程のモデル文例は、たとえば次のとおりです。

医事紛争対策委員会規程

（目的）
1．この規程は，当院において紛争（患者等の苦情，患者等との示談等の折衝・訴訟，医療安全危機監理，行政機関・警察・報道機関への対処，その他の危機監理事由を含む。）が生じた場合，又は紛争化が予想される場合に，適切に対処するために必要な事項を定める。

（医事紛争対策委員会の設置・構成）
2．前条の目的を達成するために，当院に「医事紛争対策委員会」（以下「紛争対策委員会」と略す。）を設置する。
(1) 紛争対策委員会は，院長が都度必要と認める者で構成する。
(2) 紛争対策委員長は院長とする。

（招集）
3．紛争対策委員会は，紛争対策委員長が招集する。

（報告体制）
4．紛争が生じた場合，又は紛争化が予想される事例が生じた場合，これを覚知した職員は，速やかに所属長に報告し，報告を受けた所属長は，速やかに院長に報告する。

（所掌業務）
5．紛争対策委員会は，紛争，又は紛争化が予想される事例について，必要に応じて弁護士の意見も聞き，対応策の検討その他紛争解決に向けた諸活動をする。

（個人情報の保護）
6．紛争対策委員は，個人情報保護のため以下の事項を遵守する。
(1) 紛争対策委員は，対策委員会で知り得た事項に関しては紛争対策委員長の許可なく他に開示してはならない。
(2) 紛争対策委員は，紛争対策委員会に関する資料を一切複写してはならない。

（資料の非開示，患者家族関係者の証拠制限）
7．紛争対策委員会に関する資料は，いずれも当院内部の意思決定及びその実施のためだけのものであり，収集情報・調査・議論等の一切も同様に当院内部の意思決定及びその実施のためだけのものであり，当院の外部に開示することができない。患者，家族関係者は，報告書など資料の一部を特に開示された場合といえども，これを裁判所に提出して民事訴訟の証拠としてはならない。

（規程の見直し）
8．本規程は紛争対策委員会において随時に見直し，院長において必要に応じて改正するものとする。

年　月　日
　　　　医療機関
　　　　院長

Q193 ●医師・看護師らの守秘義務

医師・看護師・助産師は、患者の秘密を守る義務があるはずですが、どの法律に定められているのですか。

A 守秘義務はガバナンスの基本で、刑法などで定められています。

　守秘義務は、ガバナンスの基本です。守秘義務違反は犯罪であり、刑罰に処せられます。ただし、いずれも親告罪で、被害者（たとえば患者）の刑事告訴がなければ公訴提起されることはありません。しかし、刑事告訴がなくても、民事上の損害賠償義務はありますし、院内での懲戒処分の対象にもなります。医師・助産師については刑法第134条第1項で、看護師については保健師助産師看護師法第42条の2で、明示されています。

〈参考〉
・医師、助産師について
刑法第134条第1項
「医師、薬剤師、医薬品販売業者、助産師、弁護士、弁護人、公証人又はこれらの職にあった者が、正当な理由がないのに、その業務上取り扱ったことについて知り得た人の秘密を漏らしたときは、6月以下の懲役又は10万円以下の罰金に処する」
刑法第135条
「この章の罪は、告訴がなければ公訴を提起することができない」
・看護師、准看護師について
保助看法第42条の2
「保健師、看護師又は准看護師は、正当な理由がなく、その業務上知り得た人の秘密を漏らしてはならない。保健師、看護師又は准看護師でなくなった後においても、同様とする」
保助看法第44条の3第1項
「第42条の2の規定に違反して、業務上知り得た人の秘密を漏らした者は、6月以下の懲役又は10万円以下の罰金に処する」
保助看法第44条の3第2項
「前項の罪は、告訴がなければ公訴を提起することができない」

194

Q ●クライシス・ガバナンスの諸局面
クライシス・ガバナンスは、どのような局面での対応に関するものなのですか。

A メディア対応、刑事対応をはじめとして、諸々の局面での対応が要請されます。

- ●メディア対応
- ●刑事対応
- ●行政対応
- ●民事対応
- ●患者対応
- ●クレーム対応
- ●暴力暴言対応
- ●医療従事者対応
- ●内部告発対応

など

クライシス・ガバナンスは、医療事故・医療過誤・医事紛争などの諸々の局面において、適切な対応が要請されます。順不同に列挙します。

195

Q ●メディア対応
メディアへの対応は、記者会見や病院ホームページへの公表をしなければならないのですか。

A 法的な大原則は、記者会見や病院ホームページ公表をしなければならない義務はないということです。

何か問題が発生するとすぐ、「記者会見を開け」「ホームページに公表しろ」などとよく言われます。しかしながら、法律的観点から見ると、その大原則は少なくとも「記者会見を開く法的義務はない」「病院ホームページに公表しなければならない法的義務はない」「記者の取材に応じなければならない法的義務はない」「記者からの質問に返答しなければならない法的義務はない」ということです。

もちろん、何でも取材拒否をすればよい、というわけではないことは当然のことです。メディア対応は、利益・不利益、リスク・コストを熟慮して適切に行うことが大切です。

Q196

●刑事対応

病院ですから日頃から警察と懇意にしているので、いざとなったら誠実に対応すれば足りるのではないでしょうか。

A　医療過誤の捜査に入ると、警察は日頃とは別の顔を見せます。

医療者・医療機関は多かれ少なかれ、日頃から日常業務で警察の手助けをしていて、懇意にしているものです。医療過誤の疑いが生じた時も、「いつもの調子で誠実に対応すれば、できうる限りは許してもらえるだろう」と思いがちです。しかし、それは錯覚で、いざ医療過誤の捜査に入ると、警察は日頃とは全く別の顔を見せるので、その時になって初めて愕然とする医療者も少なくありません。医療過誤の疑いがある時だけは、警察との関係については、医師法21条の異状死体届出の要否に関しても、個々の医師・看護師への事情聴取の対応に関しても、まずは弁護士と相談しなければなりません。

Q197

●行政対応

行政機関の調査、指導、監査、行政処分に対して、どのような対応をするべきですか。

A　行政の権限は強力かつ広範ですので、硬軟自在の柔軟な対応が必要です。

行政は、法律に基づき、強力かつ広範な権限を、医療者や医療機関に対して行使することができます。特に医事紛争に関わる法律分野別では、医師法、医療法、健康保険法がその中核です。前二者は厚生労働省の医政局の管轄で、後者は保険局の管轄です。実際には、地方厚生局や都道府県と連携して権限を行使してきます。許認可権限を背景に、調査・指導を行い、究極は行政処分権限を行使できます。医療者や医療機関の防御的な手立ては限られているのが実情です。たとえば、弁護士との関連でも、必ずしも代理人選任権が認められていないことも多く、帯同といった態様で対応できるに留まっていることもあります。

したがって、綿密な戦略・戦術に基づく硬軟自在の柔軟な対応が必要とされています。

Q198

●民事対応

民事での損害賠償の対応は、どのようにすればよいのですか。

A

損害賠償の要否・程度は、すべて医療機関自身が主体的に決めます。

　民事での損害賠償の要否と程度は、実務上は、かなりの部分が政策的判断によって決められています。当該医療従事者と当該医療機関とで協議して、その双方の受ける影響を勘案し、果たして損害賠償をすべきかどうか、また、賠償するとしたらいくらにするかを、いずれも弁護士や損害保険会社の意向に振り回されずに主体的に判断していくのです。

　民事訴訟にならないよう損害賠償をするにしても、あえて民事訴訟を受けて立つべく損害賠償をしないにしても、また、損害賠償をするとしてもいくらを相当として金額提示していくかも、それによる当該医療従事者と医療機関の受ける影響を状況分析して対応方針を決定します。

Q199

●患者対応

患者や家族に納得してもらうために、医療機関としては謝罪すべきなのですか。

A

誠実に対応すべきことは当然ですが、謝罪の内容・形式はケースバイケースです。

　広く謝罪と言っても、その内容や形式においてさまざまなものがあります。内容面では、具体的に過誤の事実を説明して認めつつ謝る謝罪から、過誤は認めるものの抽象的な事実に留めてする謝罪、過誤を認めてはいないが心情的な共感を示す謝罪（普通に言う「お詫び」の程度）などまちまちです。

　形式面でも、文章にするか面前で口頭にするか、口頭だとしても院長クラスでするか当該医療従事者まで表に出すか、など多様なバリエーションがあります。

　誠実に対応するのは当然のことなのですが、具体的な謝罪の内容や形式は、状況に応じてケースバイケースで判断していきます。

200

●クレーム対応

Q およそ患者・家族とは呼べないようなクレーマーもいて悩まされますが、どうすればよいのですか。

A 医療機関自身での対応はほどほどにして、弁護士に委ねてしまうのも手です。

　患者・家族の中には稀に酷い人もいて、医療従事者を疲弊させます。原則は当然、誠実に対応はします。しかし、ひとりのクレーマーのために、医療機関を頼っている他の患者に迷惑をかけられません。相当な程度まで対応したのにどうにもならないこともあるので、そのような場合は、医療機関自身での対応はほどほどにして、あとの対処はすべて弁護士に委ねてしまうのもひとつの手立てです。

　およそ患者・家族とは呼べないようなクレーマーには余りかかわり過ぎると、医療従事者が傷付いてしまいますので、状況判断と割り切りが大切です。

201

●暴力暴言対応

Q 遺族が暴力をふるったり、他の患者にも聞こえるように暴言をはいたりしている場合、どのようにすればよいですか。

A 暴力・暴言は社会秩序を逸脱しているので、警察に通報すべきです。

　遺族にとってはいろいろな思いがあるでしょうが、暴力・暴言は、最低限の社会秩序さえ守らない逸脱行為です。いくら遺族に誠実に対応をといっても、そのような場合は拒否して毅然と対処すべきです。

　対処の仕方については、医療者が行う必要はなく、暴力・暴言は直ちに警察に通報して、とりあえず医療機関から排除してもらいます。後のフォローは、顧問弁護士にすべて任せてしまうべきでしょう。暴力・暴言を扱うのは、その道の専門家である警察と弁護士に委ねることが要領です。医療者自身が無理をすると、自らを苛んでしまいます。

Q202 ●医療従事者対応
現場の医療従事者が医療過誤を起こしてしまった場合、現場の医療従事者に対してどのように対応すべきですか。

A 管理者をはじめ院内で情報共有しつつ、当該従事者と一体となって対処していきます。

医療過誤による死亡が発生したとしても、現場の当該医療従事者を切り捨てようとしてはなりません。故意による犯罪行為と、過失による医療過誤とは、たとえ現行の刑法上は業務上過失致死罪として犯罪になっていても、同じ次元で扱ってはいけません。

死体に外表異状があって医師法21条が警察届出を義務づけている場合以外、医療機関から率先して警察届出をしてはいけません。むしろ、医療機関としては、現場の医療従事者に対して、無理のない範囲ではありますが、精神的支援を行うことが望まれます。

Q203 ●内部告発対応
時々、マスコミに対して医療事故等の内部告発をする医療者がいますが、それはよいのですか。

A 医師が患者情報をマスコミに流すと、秘密漏示罪に問われることがあります。

正義感にかられて内部告発をする医療者が時々いるようですが、少なくとも目的達成手段が合法的でなければなりません。マスコミに患者情報を流すのは、通常は、秘密漏示罪（医師につき刑法第134条第1項、看護師につき保健師助産師看護師法第42条の2）の犯罪構成要件に該当します。

違法な内部告発手段を採ってはいけないことを、院内に周知しておくべきです。なお、不純な目的で内部告発をし、かつ、患者自身が内部告発自体を怒っている場合には、被害者である患者自身から秘密漏示罪の刑事告訴がなされることもありえます。

院内のガバナンスの基本に属することですので、是非、適切に周知すべきです。

204 Q ●警察届出の限定

医師法21条の拡大適用または院内マニュアルの届出規定によって、医療過誤を多く警察に届け出ようとする方向性は、ガバナンスとしてはどうですか。

A 医療過誤を警察に届けるという実務は改めるべきです。

医師法21条を拡大適用したり、または、院内マニュアルの警察届出規定を削除せずに、「医療過誤またはその疑いによる死亡」を「異状死」と呼んで、警察に届けるべきだという実務は、是非とも改めるべきです。できるだけ警察に委ねようという発想自体、ガバナンスとして問題があります。あくまでも本来、誠実に対応すべき相手である患者遺族と向き合い、医療機関が自らきちんと対応することが重要です。果たして遺族が本当に刑事告訴までするかどうかは、その対応によって決まっていくことなのです。警察届出は必ず弁護士と相談しなければなりません。

205 Q ●民事調停という手法

ADRのひとつとして、裁判所での民事調停という手法があるそうですが、クライシス・ガバナンスにも有効な手立てですか。

A 調停は、民事対応・クレーム対応などに特に有効です。

ADRと通称される裁判外紛争解決手続の代表例に、裁判所での一般民事調停の手続きがあります。これは裁判所において、各種の責任問題を中立・公正に調停委員が仲介して、話し合いを整えさせていこうと試みる制度で、実務上もノウハウが蓄積されています。クライシス・ガバナンスの各局面のうちでは、特に、民事対応・クレーム対応・暴力暴言対応に使いやすいものです。あくまでも「調停」という話し合いですからマイルドですし、今後の活用が期待されるところです。

Q206

●記録整備

診療録の記載が不備になりがちですが、クライシス・ガバナンスにおいて、その重要性はいかなるものでしょうか。

A 記録のうちでも特に、診療録の記載に注目が集まるのが通例です。

クライシス・ガバナンスの諸局面のうち、特に、刑事対応・行政対応・民事対応・内部告発対応では、診療録の記載の充実が決定的に大きなウェイトを占めます。警察・検察、厚生労働省、裁判所は、診療録記載にものすごくこだわりますので、極めて重要です。

今般の医療事故調査制度においても、「医療事故」の判断の中心要件である「予期しなかった死亡」かどうかの認定のため、診療録記載が実際上、最も重要になっています。すべての死亡症例に対する診療録等の一元的チェックも、今般の制度施行に際して要請されています。

記録整備の重要性を院内で十分に周知徹底しておくべきです。

Q207

●私的鑑定意見書の有用性

医療事故等の問題は世間一般からすると、どうしても結果論からの非難が過激化しがちですが、その対策の鍵は何でしょうか。

A 医療の限界と不確実性を世間一般にわかってもらうには、私的鑑定意見書が思いのほか有用です。

医療事故等に対する世間一般からのバッシングは、どうしても結果論からする非難として過激化しがちです。実際の医療には限界が大きく不確実性も高いことを、世間一般に冷静さを取り戻してもらうために、理解してもらう必要があります。

その際、思いのほかに有用なのが、特定の専門の医療者による私的鑑定意見書です。医療にはいろいろなものの見方があることがわかるだけでも、過激さが少しは収まるものなのです。

クライシス・ガバナンスにおいては、名前を表に出して私的鑑定意見書を書いてくれる専門家に、早目にアプローチしておくことが必要です。

208

●クライシス・ガバナンスの心構え

Q クライシス・ガバナンスの心構えとして、重要なことをひとつだけ挙げれば何でしょうか。

A 最も重要なことは、慌てずに間合いを計ることです。

 スピード感をもって事に対処することは、一般的には大切です。しかし、クライシスの局面では、初動での対処方向が全てを決めるといっても過言ではありません。

 つまり、非常に難しい局面においては、(なかなか困難な技ではありますが)間を置いて、方向性のおおよそを見越してから、今度は大急ぎで対処を始めるべきなのです。

 したがって、重要なことをひとつだけ挙げるとすれば、その心構えは、間合いを計ることと言えましょう。たとえば、わかりやすい例で言えば、医師法21条の異状死体届出は「24時間」の制限時間をぎりぎりまで使い、対処方針を検討し準備も検討することが大切なのです。

特別寄稿

医療事故の原因分析の手法は RCAからレジリエンスへ

佐藤一樹（医療法人社団いつき会ハートクリニック院長）

はじめに

「医療事故調査制度」における厚生労働省令（医療法施行規則）による規制の下では、RCA（Root cause analysis; 根本原因分析）の手法では非識別加工化しつつ（個人責任を追及せずに）「価値ある」原因分析・再発防止の報告書を作成するのが困難なのではないかと思われる。それに対して、レジリエンス・エンジニアリングによる手法ならばそれこそ識別化を苦にせず本来の原因分析・再発防止の報告書が作成できるのではないかと思われる。その観点からRCAの問題点について考察してみた。

1. 本邦における
RCAについての批判

国立保健医療科学院 医療福祉サービス研究部は昨年まで、医療事故の調査方法にRCAを推奨し「根本原因分析（RCA）ツール 分析ガイド」（国立保健医療科学院 医療福祉サービス研究部）という冊子をウェブサイト上に公開していた。この冊子「RCAツール 分析ガイド」には所謂医療事故における「スイスチーズモデル」が紹介されていた。ここには「組織内の危険が対象物に達して被害を及ぼす事故にいたるまでの過程をみると、介在する個々の過程においてスイスチーズの穴のように問題があり、危険が全過程で見過ごされて事故が起きる」「1つの医療事故が起きる際には、そのシステムにおいて平均4、5個の過誤が存在する」「いくつかの『穴（過誤）』は個人の行動による」とある。医療事故の遺族や紛争解決を生業とする法律家にとっては、結局この「個人の行動」に焦点がいき、訴訟でいえば「争点とされ」医療者個人の過誤とされるという流れを作って医療者を攻撃する。

これまで、そして現在、公益社団法人全日本病院協会では、院内事故調査については多様な方法があるにもかかわらず、このRCAだけに偏って全国の病院に対して講習会を繰り返してきた。院内事故調査には多種の方法があり、世界レベルの産業安全学や医療安全学の最先端では、機能共鳴解析手法（FRAM; The Functional Resonance Analysis Method）に行きついており、本邦初の

医療安全学講座を開いた大阪大学医学部附属病院で活用されている。一方で、古くなりつつあるRCAを絶対視してきた飯田修平氏は、「事故調査では原因究明されれば必ず再発防止になるのだ」という家父長的主張を継続しているが、医療安全はそんな簡単なものではない。「原因究明」と「原因分析」は違う。必要なのは「原因分析」である。「原因究明」されても再発防止にならないこともある。

現在、医療安全学が行きついている領域は、エリック・ホルナゲル氏の、Resilience Engineering Resilient Health Care, Safety-I and Safety-II, Functional Resonance Analysis Method（FRAM）といった考え方である。近年、大阪大学医学部附属病院の中島和江先生が医療者に紹介してくださっていたところ、昨年の「医療の質安全学会」におけるシンポジウムでも基調講演がされた。

ホルナゲル氏の書籍 "FRAM : the Functional Resonance Analysis Method" にはRCAの話がでてくる。

As the name implies, RCA is an accident investigation method that aims to find the root cause, or root causes, of a problem on the assumption that if the root cause is fixed, then the problem will not recur. There many versions of the method, but they all follow the same principle. RCA is attractively simple and widely used, but ill-suited to anything but simple homogeneous activities.

すなわち、RCAは「単純で均質な活動を対象とした場合以外には不向き」ということである。中島先生からも、「complicated linear modeであってcomplexではない」と教授された。

医療は航空業界にも増して、生物（患者）が対象になるだけに、より不確実で流動的、「機能共鳴」を伴った複雑系の産業であるといったことの初歩をホルナゲル氏や中島先生から学ぶことができる。そして強調されるべきと思われるのは「失敗だけでなくうまくいっていることからも学ぶ（Safety-I and Safety-II）」ということである。ノンテクニカルスキルやこのSafety-I and Safety-IIの考え方から、現代の医療安全科学は新たなステージに入ってきているのだ。

2. 根本原因分析 (root cause analysis: RCA) についての専門家らの批判

(1) RCAに固執する危険性

全日本病院協会の医療事故調査研修に関するアグレッシブな活動には危険性を感じる。21世紀初頭から大きく進展している医療安全学の趨勢をみれば、家父長的に「RCAが、医療事故調査に最も適している」「RCAが一番よい」とRCAを絶対視し、押しつけるような態度は疑問視される。確かに、RCA的ものの見方を通じて、システムの問題を「根本原因」として見いだすことができる能力が各施設の医療安全部に備わればそれは否定するものではない。しかし、RCAの調査手法そのものについて問題点や限界が指摘されているのも事実である。

「平成25年度国公私立大学附属病院医療安全セミナー報告　医療安全へのレジリエンスアプローチ」のエリック・ホルナゲル南デンマーク大学教授の講演部分の訳が「勘違いではないか」という指摘が、同協会の飯田修平氏からあった。調査によれば同部分の訳は「サイマル通訳」「帰国子女で大阪大医学部卒医師の訳」「中島和江先生の訳」のトリプルチェックを経たものである。それでも間違いもある可能性は否定できないが、疑いがあるのであれば、原著にあたるべきである。

　以下、各国の主要研究者の著作におけるRCAの問題点や疑問点を日本語訳書籍から抜粋する。

(2) チャールズ・ヴィンセント氏執筆文書・書籍

ア　"THE LONDON PROTOCOL"（日本語版「臨床上のインシデントに関するシステム分析　ロンドン・プロトコル」）
「『根本原因分析』という言葉は広く使われているが、我々の誤解を招く点も多い。その第一は、根本原因は一つしかない、たとえあるにせよ、ごくわずかなものである、という印象を暗に与えることである。しかし、一般的には、徐々に明らかになる状況は非常に流動的であり、一つの根本原因という考え方は荒っぽくて単純化が過ぎるように思える」

　（なお、ロンドン・プロトコルが、9カ国語に翻訳されている事実について、ヴィンセント先生ご自身に連絡をとったところ、以下の回答をいただいた。

Dear Dr Sato
I can try and help but really I am not the best person (as the author) to give much information about how this method has spread. Certainly the original concepts we developed are very widely in use and the core ideas remain used a lot, but I do'nt think the specific London Protocol is used in its full form , I think more commonly outside the UK.
Best wishes
Charles

イ　「患者安全学入門」監訳池田俊也
「システム分析か根本原因分析か？　今となってはどうしてそう呼ばれるのかはわからないが、医療のインシデントを分析する多くのアプローチは『根本原因分析』と呼ばれている。一方、われわれはインシデント分析するための独自のアプローチを、システム分析としてきた。われわれはそのほうがより正確であり、より中身のある言い方であると信じているからである。『根本原因分析』という言葉は普及しているが、多くの点で誤解を招いている。第一に、この言葉は1つの、あるいは少数の根本原因があることを暗示している。しかし典型的には、現れてくる像はもっと流動的なものであり、根本原因という概念は全体として、過渡な単純化をもたらしてしまう。通常、最終的なインシデントに至るまでには、出来事の連鎖とさまざまな寄与因子が存在している。しかしながら、『根

本原因分析』という用語に対するもっと重要で基本的な反対意見は、まさに調査の目的に関連している。目的は、わかりきったことだが、何が起きて何がそれを起こしたのかを解明することである。たしかに、患者や家族などの関係者に説明をするために、何が起きたか、なぜ起きたかを解明することは必要である。しかし、もし目的がより安全な医療システムに到達することであるならば、さらに進めて、インシデントが起きた医療システム内の欠陥や不適切な部分を明らかにし、考察することが必要である。インシデントはシステムの『窓』として機能する。それゆえ、システム分析と呼ばれるのである。

　インシデントの分析は、正しく理解すれば、根本原因を後ろ向きに探索することではなく、未来を見据えようとする試みである。ある意味で、問題となっているインシデントのそれぞれの原因は、もはや過去のものであるため、重要ではない。しかし、明らかになったシステムの弱点はまだ存在し、次のインシデントを引き起こす。ロンドン・プロトコルは、これらの弱点を明らかにするために、インシデントを熟考することを目的としている」

(3)シドニー・デッカー氏執筆書籍

「ヒューマンエラーを理解する」監訳　小松原明哲＋十亀洋
「もし根本原因、真の原因、推定原因や関与要因を発見できたとしたら、緻密な因果関係の網目の中からいくつかにラベルを貼り付けて区別した、あなたの判断なのである。だから実際、原因という言葉をやめて、『説明』という言葉で考えた方がましなのかもしれない。真の説明は、これらの要因すべてを含めて成り立つものなのだから」

(4)エリック・ホルナゲル氏執筆書籍

「社会技術システムの安全分析 FRAM ガイドブック」監訳　小松原明哲
「根本原因分析（Root Cause Analysis : RCA）は、その名が示すとおり、根本原因が修正されれば原因は再発しないという仮定に基づいて問題の根本原因（群）を発見することを目的とする事故分析法である。この手法には多くのバージョンがあるが、すべて同じ原則に則っている。RCAは素晴らしく単純で広く用いられているが、単純で均質な活動を対象とした場合以外には不向きである」

　なお、監訳者とのメールのやりとりにより、以下のような示唆に富む言葉をいただいた。
・そもそもRCAは、原子力や宇宙航空などの産業領域で、うっかりミスの原因分析と対策のために提案されてきているものです。
・医療事故においてRCAは万能ではないと思います。
・RCAの適用外である事故類型があると思います（適用できなくはないだろうが、適用したところで、得られる利益は多いとは思われない）。
・医療安全研修をさせていただくこともあるのですが、看護師ですと、RCA的

な考え方がヒットしますが、医師にはヒットせず。医師に対しては、状況認識の確立のような、航空機の運航乗務員のHFsの話題がヒットします。薬剤師はその中間で、計数調剤ミスについてはRCAが、疑義照会的なことは患者についての状況認識のようなことがヒットします。

・日本語で根本原因分析、と訳したところにミスリードがあると思います。本来は事故の背景を分析していくと、木の根っこが広がるようにさまざまな要素が絡み合っていることをもって、Root Causeと言っているのではないかと思います。

(5)石川雅彦氏執筆書籍
「RCA 根本原因分析法　実践マニュアル―再教育と医療安全教育への活用　第2版」
「RCA は個人の責任を追及するものではないが、現実には個人の資質に大きく関与していると思われる事例もありうる(特定の個人が繰り返して当事者となるなど)。このような事例は、RCAの適応とはなりにくい」

「議論のなかで、事例の当事者の責任追及に焦点があてられた場合には、司会者は、システムの問題を考えることに議論の軌道を修正すべきである」

(6)中島和江氏執筆資料
「厚生労働省　第4回医療事故調査制度の施行に係る検討会」(2015年1月14日)資料「医療安全の向上を目的とした科学的視点にもとづくシステム再設計の必要性」

「失敗から学ぶことの限界
根本原因分析とはいうものの
・犯人さがし
・強力な後知恵バイアス
・わかりやすい物語・原因
・特殊なケース
・パッチ当て
不安定なシステム(系)がますます不安定になる」

日瑞(典)医療事故調査制度
スウェーデンの医療事故調査制度・日本との比較
坂根みち子(医療法人 櫻坂 坂根Mクリニック院長)

福祉先進国と言われているスウェーデンでも、ここ数年の制度改革は劇的だったようです。2011年1月1日に「患者の安全法」が施行され、一足先に医療事故調査制度が完備されました。

この法律により医療の質が担保され、患者の安全のために事故の報告義務が課されるとともに医療者の責任追及はすることなく再発防止策が取られるようになりました。

社会省＞保健福祉庁＞医療福祉監査局（IVO）

スウェーデンの医療についての監督官庁は社会省が担っています。日本の厚労省にあたります。ここで決められた方針の実務を担当するのが保険福祉庁です。スウェーデンの健康保険法は1982年に施行された枠組み法で、権利でなく義務の法律です。

県（ランスティング）と市（コミューン）に対してこうしなければいけないということを定めており、一番必要とする人が最優先となるようにするため、人によっては待たせることになります。患者の自己決定権が重要で、利用可能な治療方法について説明し、選択権も伝えます。手術は何カ月以内に受けられるか保証もされます。その代わりに患者は不必要に求めてはいけません。義務の法律であり権利の法律ではないとはこういうことです。

この法律に対する細かい規範や条例、ガイドラインを作るのが、保健福祉庁の仕事です。法学部を卒業したジュリストたちがそこにたくさん参加しています。

保健福祉庁の仕事

国民がより良い医療と福祉を平等に効率よく受けられるようにするための規則作りや予算の分配をします。保健福祉庁の長官は元医師です。大事な点は、施行されたことの評価が必ずされるということです。

追跡調査して統計を出す、評価する

スウェーデンでは重要な疾患は各医療機関ですべて登録するようになっており、リアルタイムで集計が上がってきます。その管理責任部門も保健福祉庁です。

医療と福祉に関するすべての統計を集め科学的、経験的に解析する

その情報をフィードバックして改善活動、質の向上、資源の有効活用のために使います。

治療のガイドラインは専門家が集まって3～5年かけて決めます。目的はあくまで現場の支援ですのでガイドライン通りの治療しかできないわけではありません。今まで一番とられた治療法、一番結果の良かったやり方をrecommendします。

保健福祉庁の仕事の中で、マリア法（医療事故）やサーラ法（福祉関連の事故）の報告に対する監査、監督については2013年7月からIVO（イーボ：医療福祉監査局）という組織が保健福祉庁から独立して行っています。スウェーデンを6つに区切り、医療の質と安全を担保するための組織です。

1）医療事故報告制度

スウェーデンでは、医療現場でいつもと違うことがあれば必ず全例報告しなければいけません。所謂インシデント・アクシデントの報告です。この時、院内で対応できるものは院内対応で済ませます。その中で医療機関が重大だと考えたもの（予期せぬ苦しみ、障害、死亡）はIVOに届けなければなりません。

日本では日本医療機能評価機構の医療事故情報収集等事業が同様の報告制度を施行していますが、対象医療機関が以下のような公的病院（参加は義務）と希望病院に限定されているため、全国18万弱の医療機関のうち1411施設（2015年3月31日現在）の参加に留まっています。
・国立高度専門医療センター及び国立ハンセン病療養所
・独立行政法人国立病院機構の開設する病院
・学校教育法に基づく大学の附属施設である病院（病院分院を除く）
・特定機能病院
・事業参加を希望する医療機関

この制度による報告は、累計医療事故1万4627件、ヒヤリ・ハット3万5032例（2015年3月31日現在）で、事故報告とヒヤリ・ハット合わせて年7000件ほどの報告があります。

例えば2014年度では、医療事故報告：報告義務施設2911件、任意参加施設283件、計3194件の報告がありました。

スウェーデンで医療機関からの届け出の基準となる法律がマリア法です。特筆すべきは、報告・分析して、再発防止という学習のためのシステムであるということが徹底していて、これにより警察に届けられることも裁判になることもほぼなくなったということです。

IVOの仕事は「システムエラーを見つけること→情報を他の医療機関でも共有すること→現場の改善作業」の繰り返しです。これは患者のためですので、時に医療機関のある部門が閉鎖されたりすることはあるようですが、医師の加罰は原則としてありません。またIVOの機能として医師のライセンス剥奪権は残っていますが、故意の犯罪でもない限りそれが行使されることはないそうです。

参考1）＜医師の免許剥奪＞

HSAN（構成員：医師、ジュリスト）という半分独立した組織で決められます。まず保健医療の責任者委員会にIVOより届け出があります。その上でHSANで検討されます。

医療機関がIVOに届け出るのは事故があってから3週間から2カ月ほどです。それは医療機関によって違います。どのようなものを、重大で深刻な予期せ

ぬ苦しみ、障害、死亡と考えるかは医療機関に任されています。

日本の医療事故情報収集等事業の報告対象は、誤った医療または管理を行ったことが明らかな場合、それに起因して患者が死亡もしくは心身の障害が残った場合と、さらに誤った医療または管理を行ったことが明らかではない場合も、それが原因で予期せぬ死亡や心身の障害が残った場合は報告することになっています。スウェーデンの制度に比べて報告対象に医療機関の裁量の幅がありません。この制度への参加が義務となっている273の公的病院にとっては負担の大きい制度です。

これに対し、2015年10月から施行される医療事故調査制度は、全医療機関が対象の制度ですが、予期せぬ死亡と管理者が判断した事例のうち、加えた医療に起因して死亡したと思われるものが報告対象ですので、どのようなものを対象とするかの最終判断はスウェーデンと同様、医療機関に任されており、報告の対象は極めて限定されています。

スウェーデンの制度では、予期せぬ死亡だけでなく、加えた医療に起因する予期しない障害や苦しみもすべて報告対象となりますので、医療事故情報収集等事業と今回の医療事故調査制度が一つの制度にまとめられていることになります。

スウェーデンの院内事故調査は2カ月以内に行われる必要があります。IVOができる前の健康福祉庁時代は、保健福祉庁の職員が医療事故調査をしていましたが、IVOができてからは、医療機関による院内調査が中心となり、医療機関自らが再発防止策を講じ、IVOはそれを監査するというシステムに変わりました。つまりIVOは同じようなエラーが起こらないようにするために、どのような再発防止策が取られたか、法律に則って行われているかチェックし、皆に広めるのが仕事です。

これに対して、日本の医療事故調査制度では、院内事故調査が中心であることは同じですが、再発防止策の検討は義務ではなく、その先は報告先の第三者機関である医療事故調査・支援センターに委ねています。

IVOでは患者側からも、病院のスタッフからも訴えを受け入れています。医療機関から報告がなく、患者から訴えがあった時は、IVOから医療機関に調査が入ることもありますが、再発防止が目的ですので、一般的にはこうした方が良い等のアセスメントやリスクマネージメントはしますが紛争の解決はしません。

IVOからの報告書には個人名は記載されず、個人は特定されません。報告書は患者側から求められたらコピーして渡します。患者にはどのようなことが起こったかを一般論として伝えることはあっても、個別には伝えません。患者や遺族に対しての情報提供は医療機関が行うことであって、IVOの仕事ではないということです。

日本の医療事故調査制度では、医療機関が事故発生報告したものに関しては、遺族もセンターに調査依頼することができます。報告書はスウェーデン同様、紛

争解決のためのものではありませんので匿名化・非識別化することになっており、センターからの報告書は、医療機関を通して遺族にも渡されますが、院内調査報告書を遺族へ渡すことは努力義務に留まっています。

参考2）＜医療者の労働時間＞
　スウェーデン国民の労働時間は「労働時間管理法」という法律によって厳しく決められています。医師も同様です。
　例えば、カロリンスカ大学病院では、看護師の労働時間は週38時間で連続14時間まで、医師の場合は週40時間で、連続18時間までとなっています。
　ですから医師も決まった時間で帰れますが、オンコール（もちろんFeeあり）があるのでそれほど楽でもないとのことでした。有名無実の日本の労働基準法とずいぶん違いますね。

　IVOができた経緯も、興味深いものがあります。
　1936年にLex Maria病院で、鎮痛剤と消毒液を間違えて4人が死亡した事故があり、医療事故は報告と警察への届け出が義務化されました。日本で医療事故を警察へ届けるきっかけとなったのは、1999年の都立広尾病院事件です。この事件では、ヘパリンと消毒液を間違えて患者さんが亡くなっています。広尾病院事件の翌年に、厚労省が国立病院向けに、リスクマネジメントマニュアル作成指針を策定し、警察に届け出るように指導しました。スウェーデンでは、厚労省が警察への届け出を促した17年も前の1983年に、警察への届け出は不要となっていますが、日本では各学会が厚労省の方針に追随し、厚労省の指針が失効した後も各病院に警察への届け出内規が残りました。

　スウェーデンの医療機関は基本的に自分たちでより安全なプロセスを決めていかなくてはいけないことになりました。これが今のマリア法です。失敗から学ぶのは医療機関の義務であり、重大な医療事故が起きた場合はマリア法の書式に則り、2ページほどの届け出書とカルテと意見書、厚さ数センチにのぼるような書類をIVOに提出しなくてはいけません。
　そこには、いつどのようにして起こったか、また起こりそうか、今までにも同じ事故は起こっているのか、それを避けるためにどのような対応をしたのか、院内調査で当事者の発言も含めて再発防止策まで記載します。またスタッフの勤務年数等、医療行為に関する熟練度もわかるようにします。IVOが要求する報告書のレベルは、大きな病院だろうが、診療所だろうが一緒です。ですから、大きな病院では自前の院内調査だけで十分でしょうが、中小病院や診療所では支援が必要です。人手や調査のテクニックが足りないのであれば、それは責任者である県（ランスティング）からの支援（予算の配分も含め）に問題があるということでフィードバックされていきます。
　現在IVOには6500人のスタッフがいて（その中には弁護士ではなく、ジュリストと言われる法学部卒の人たちが入っ

ています）、年間予算は6億5000万クローナ（約110億円）、7000件／年の届け出があります。そのうちマリア法に基づいた医療機関からの院内調査報告は年2500件ほどで上述のように提出書類も多く、IVOからの最終報告も2年近くかかります。患者にとっては訴えても結果がくるのが先過ぎてハードルが高いようです。

　ちなみに日本の医療事故調査制度の初年度予算は、5億3900万円です。これではとても足りないということで、日本医師会は保険会社と組んで費用を捻出（ねんしゅつ）しようとしています。

　医療事故情報収集等事業の年間予算は約1億円です。ちなみに、スウェーデンでは、2011年の患者の安全法が施行後、実質的に医療事故が裁判になることがなくなったために、当然のことながらこの分野での弁護士の仕事もなくなりました。

　医療安全のため医療現場への実際的な指導をするための公的機関としてSKL（スウェーデン地域自治体協会）があります。SKLは21の県と290の市町村の連合体で、患者の安全を守るために作られた組織です。ここで扱う事例は、医療行為により発生した良くない結果のうち、避けることができた障害や苦痛のみが対象となります。

　スウェーデンでも2011年に患者の安全法が施行されるまでは、医療者個人の責任を追及する傾向がありました。それが次第に、医療過誤の原因はシステムエラーだと考えるようになり、医療者の非加罰性と再発防止が大切だと考えるようになっていきました。経営陣は、患者の安全のために積極的に関わり、情報も共有し、患者の意見も反映しなくてはいけません。医療過誤が起こった時、それを調査し、解決策を示すのは医療者側の義務であるとされています。

　ほとんどのエラーでは、品質管理システムが機能していないことが多く、リスクアナライズのガイドラインを使って、改善を繰り返すことで、再発防止につなげていきます。この時も、オープンに話すことが必要なので、医療者の非加罰性は担保されています。

　SKLの具体的な仕事には、院内感染対策、薬の副作用対策、コミュニケーション不足対策、栄養対策などがあります。特に抗生剤の使い方については対策を徹底しており、SKLのおかげで抗生剤の使用をかなり減らしています。

　具体的な手法として、全国の医師の抗生剤の使い方に対する考え方を変えていくために、どのような使われ方をしたのか、なぜ使っているのかを primary care center を訪問して話し合っていくところから始め、マイクロシステムを病院の管理職ベース→県レベル→国レベルとあげていきます。この時、マイケル・ポーター（アメリカ）の「患者に良いと思われることだけをやる、プロセスをみる」や「トヨタの品質改善のシステム」が取り入れられています。現場の医師が、経営陣のサポートが足りないと感じた時には、SKLはトップの情報不足を指摘して、そちらと話し合います。抗生剤の問題では、国から年間24億クローナの特

別助成金も引き出しています。
　現在、抗生剤の耐性菌の問題では抗生剤の使用を制限するようにWHOから世界中に勧告が出ていますが、スウェーデンでは医療機関に積極的に介入することで、抗生剤の使用を大幅に減らしました。
　ただし、抗生剤を使わないで自分の免疫力で治すということは、時に時間がかかることであり、子供が感染症に罹患した場合、親が今までより長く休まなくてはいけなくなったという「副作用」も出現しています。これは、すでに日本では「風邪」に抗生剤を処方しないで帰そうとすると、「休めないので抗生剤を処方してください」という親が多いことを考えれば理解しやすいでしょう。

2）患者からの申請ルート
　スウェーデンでは、医療に不満があるときに患者には基本的に7つの道が開かれています。
1　主治医やその上司など病院に直接
2　薬剤に関する窓口（副作用の補償も含む）
3　医療福祉監査局（IVO）
4　患者の苦情処理委員会
5　警察／裁判
6　患者保険協会（ルーフ）：無過失補償制度
7　美容整形等の自費部門→裁判

　日本ではどうでしょう。
　2の薬剤に関しては、PMDA（医薬品医療機器総合機構）が窓口です。
　PMDAは医薬品の副作用や生物由来製品を介した感染等による健康被害に対して、迅速な救済を図り（健康被害救済）医薬品や医療機器などの品質、有効性および安全性について、治験前から承認までを一貫した体制で指導・審査し（承認審査）、市販後における安全性に関する情報の収集、分析、提供を行う（安全対策）ことを通じて、国民保健の向上に貢献することを目的とした機関です。

　3のIVOにあたるものは、今度の医療事故調査制度の支援センターですが、ここへの申請は、医療機関が医療事故の発生を報告した事例に限られますので極めて限定的です。

　これに対して4の患者の苦情処理委員会にあたるものが、医療安全支援センターで全国で380カ所あります。内容的にはSKLでやっている医療安全のための具体的な対策も担うことになっています。

医療安全支援センターの仕事
患者・住民からの苦情や相談への対応（相談窓口の設置）
地域の実情に応じた医療安全推進協議会の開催
患者さん・住民からの相談等に適切に対応するために行う、関係する機関、団体等との連絡調整
医療安全の確保に関する必要な情報の収集及び提供
研修会の受講等によるセンターの職員の資質の向上
医療安全の確保に関する必要な相談事例

の収集、分析及び情報提供
医療安全施策の普及・啓発

　2013年度の実績で、医療安全支援センターが受けた医療行為・医療内容に関する苦情件数は、約2万2596件/年　総相談件数は4万2560件に上ります。

4　患者の苦情処理委員会
　スウェーデンの患者苦情処理委員会の対応は具体的かつ短期決戦型です。これはランスティング（県）によって設けられている組織で、全国に21カ所あり、苦情処理のガイドや医療を提供する側へのフィードバックをしています。
　患者から苦情の訴えがあった時は、熟練のスタッフが患者とまず十分に話し合います。
　医療機関に連絡した場合、医療機関は必ず返事をする義務があります。
　病院と患者のやり取りの間に入って、双方がコミュニケーションを取れるようにするのが仕事です。日本のADR（裁判外紛争解決手続き）と手法は似ていますが、お金で解決するところではありません。
　この委員会で「しないこと」に医療行為に対する評価があります。
　患者はなぜこんなことが起こったか知りたがりますが、この委員会では医療者の批判はせず裁判になるような決定には関与しません。
　苦情の処理時間は4〜6週間で、短期間で大抵の不満が解消できると考えています。

　患者苦情処理委員会への相談件数は3万件/年ありますが、多くの場合、患者は何カ所かに同時に訴えています。
　IVOは結果が出るまでに時間がかかりますが、この委員会の処理は早いので、政府からIVOに申請しているものの一部をこちらに移すよう提言されています。

5　警察／裁判
　現在、患者が医療事故を警察に訴えることはほとんどありません。警察に訴えても医療事故については医師たちの団結が強く、協力者が得られないので事件として成り立たず、警察も医療事故には興味がないそうです。
　患者は他にルーフが扱う無過失補償制度がありますので裁判に持ち込むインセンティブが働きません。金額的には裁判で争ってもまず増額されることはないそうです。
　あとは、患者の報復感情ですが、マスコミにも守秘義務があり、患者からの一方的な情報だけでは報道されないそうです。患者の苦情処理委員会ではそのような患者さんたちの思いの丈を聞いてあげるので、それだけで終わる人たちもいます。
　スウェーデンの制度上、業務上過失致死罪での刑事罰の道が法的に閉ざされている訳ではありませんが、2011年の患者の安全法施行以後は事件になることは皆無に近いそうです。

参考3）ある弁護士へのインタビュー
　スウェーデンの法律のシステムは罰す

るためでなく、改善するために利用されています。弁護士から見ると団結力が強い医師たちに問題を感じますが、やはり当事者でもない、あるいは知識もないのに、上から目線で意見を言い、患者のために一生懸命使命を果たしている医師を問題扱いするのは間違っていると思います。スウェーデンの仕組みは悪くないでしょう。多くの患者の安全のため仕事をしている機関は、再発防止、患者の安全の向上を目的にしており、責任追及とは全く切り離されています。仮に、再発防止と責任追及が同じ制度内にあるのであれば、それは倫理的におかしいと思います。

6　患者保険協会（ルーフ）：無過失補償制度

2011年1月1日に患者の安全法が施行され、患者の安全のために医療事故の報告義務が課されるとともに、医療者の責任追及はすることなく再発防止策が取られるようになりました。患者には医療事故を訴える道がいくつもあり、金銭面の補償に関してはスウェーデン患者保険協会（ルーフ）という非営利団体が担っています。

これは、1975年に自発的な保険として生まれ、1997年に患者の被害に関する法律が制定されて公的な補償となりました。契約者はスウェーデンにある21の県ですので、公共の医療機関で起きた障害が対象となります。

判断は患者の被害に関する法律に基づいており、「他の方法を取ることによって避けられたかもしれない障害である」と判断された場合に補償の対象となります。医療者の過失の有無は問われません。この制度は、交通事故のときの法律と補償を基にしています。

ルーフには150名のスタッフがいます。他に医学的アドバイザーが170名登録されています。年間1万4000件の申請があり、その約40％にあたる5500件（金額にして約5億クローナ）にお金が支払われましたが、10％の人は判定に満足せず、年20件ほどは裁判になります。患者の安全法が施行されてから申請は増えており、補償対象の1位は整形外科、2位は歯科、3位が外科です。補償金額の平均は19万クローナ（323万円：1クローナ17円で換算）で、最も多い金額帯は3万クローナ（51万円）です。金額の多くなるのは子供の障害や出産に関係するもの（脳性麻痺が一番高額）で、今までの収入の80％＋障害によってかかる経費が算定されますので、障害を受けた人が小さいほど金額は多くなり、逆に死亡した場合は生計補助やお葬式代の他に、所謂慰謝料にあたるものは4万クローナほどしか支給されません。また2220クローナ以下の小額なものは補償されません。薬の副作用は別に補償の制度が完備しています。

具体的には、医療機器の故障によるもの、治療可能な損傷、誤診、院内感染などが対象になります。例えば重症の患者が感染しても（合併症）補償は認められませんが、滑って転んだ、などの管理に関する事故、誤薬等の単純ミスは対象に

なります。

　この補償制度の契約者は県（ランスティング）になりますので、県と契約していない民間のクリニックは補償を受けられません。また、交通事故、労災、外国での医療事故、対物、接遇は補償の対象ではありません。実際スウェーデンの医療事故の92％はこの制度によりカバーされています。

　申請期限は、今までは事故が起こってから3年以内でしたが、2011年1月1日の患者の安全法施行以降に起こった事故に関しては、2015年から10年以内に申請すれば認められることになっています。また立証責任は、患者が医療で起こった事故であることを50％以上の確率で立証できれば認められます。

　裁判になる事例が年20件ほどありますが、裁判となると患者が自分で費用を払わなくてはなりません。また、この裁判は医療者の過失の有無を問うものではなく、その障害が避けられたかどうかを問うものですので、患者側がそれを立証するのはきわめて難しいようです。また今までの例では裁判で補償金額が増えた事例はほとんどありません。

　このような無過失補償制度は残念ながら日本には存在しません。公定価格である医療費に対して、民事での和解・損害賠償は慰謝料が入るために高額になりやすく、今後大きな問題となっていくものと思われます。
（スウェーデンの情報・為替は2014年9月視察時点のものを使用しています）

スウェーデンモデルに学ぶ医療事故調査制度の在り方
スウェーデン「医療安全」視察記
福田浩紀（セイコーメディカルブレーン株式会社 取締役）

1. はじめに

2014年6月、日本の医療法が改正され、医療事故調査制度が国会で法制化された（施行は2015年10月）。WHO（世界保健機関）による「有害事象の報告・学習システムのためのドラフトガイドライン」では、「医療事故調査は、医療事故事例を集め、そこから学習することで、国民全体の医療に対する安全性を高めるものである。再発防止制度であって、決して責任追及制度となってはならない」と記されている。

現在、日本で議論されているこの制度は、このふたつ、つまり「再発防止」と「責任追及」が明確に分けられていないという指摘がある。それは医療者にとっても国民にとっても良いことであろうか？ 責任追及ありきの事故調査であれば、リスクのある診療科から医師がいなくなることが懸念される。同時に、医療崩壊現象が進み、国民が受けたい医療を受けられなくなる可能性もあるだろう。

「私たちの役割は、国民全体の医療の安全を高めることである。個人の責任を追及することは私たちの役割ではない」

これは、スウェーデンの保健福祉庁（後述）で聞いた言葉である。保健福祉庁に限らず、以下に紹介するスウェーデンの視察先のどこに行っても「個人の責任追及ではなく、起こったことに対して、どう再発防止策を考え、どう国民の今後の医療の安全を高めていくかが重要である」と強調していた。

今回のスウェーデン視察旅行では、「医療安全」をテーマにさまざまな施設を訪問したが、そもそも「医療安全」という言葉はなく、「患者安全（Patient Safety）」という表現で語られ、あくまでも患者の安全を中心に議論されていた。国や行政はもちろん、医療機関や各種団体、患者組織など、多くの組織や人が関わり、どうすれば国民全体の医療における安全が高められるかが議論されている。

スウェーデンにおける医療はランスティング（県）、福祉はコミューン（市）が担当しており、何らかの問題があれば、県、あるいは市の政策の問題として該当窓口に訴えが寄せられる仕組みになっている。その窓口は7カ所あり、患者は1カ所だけではなく、同時に複数の場所に苦情や不満などを訴えることも可能である。それによって医療者個人が罰せられることはなく、再発防止のためにシステムを改良するよう各団体は取り組んでいく。システムの改善、それに加え品質管理向上こそが国民の医療安全向上につながると考えられている。

今回視察を受け入れていただいた施設

は、以下の10施設等である。
①保健福祉庁
② IVO（医療福祉監査局）
③スウェーデン地域自治体協会（SKL）
④ストックホルム県の健康ケア部門
⑤患者保険会社（ルーフ）
⑥弁護士
⑦カロリンスカ大学病院
⑧初期医療センター
⑨患者オンブズマン
⑩患者安全委員会

　各施設等での取り組みについて、以下に記す。

2．スウェーデンにおける患者安全

①保健福祉庁を中心とした行政の取り組み

　行政の仕組みとして、省が方針を決め、庁がその実務を担当する。日本の厚労省が社会省にあたり、その下に保健福祉庁がある。保健福祉庁では社会省で決まったことを広く伝えるための規則や条例の草案の作成、システムとして患者安全を確立するために、法律や条例を補うためのガイドラインなどを作成する。

　安全性に関するさまざまなデータなどを収集しているのも保健福祉庁である。以前は保健福祉庁でも患者と直接やり取りをしていたが、一部業務がIVO（医療福祉監査局）として独立し、現在は保健福祉庁が直接患者とやり取りをすることはない。

　実際に現場で医療ミスが起こった場合、主に健康保険法、患者の安全法、安全法の規範などに従う。なかでも、患者の安全法は、医療の質、患者の安全性向上を目的に生まれ、2011年から施行されている。その患者の安全法制定により、適切な医療を行うために全医療従事者に責任を持たせる半面、個人に罰則を与えることはなくなった。医療現場では、患者に何か通常と異なることが起きた場合、責任者に自発的に報告書を提出しなければならない。内容に応じて責任者判断でIVOに報告するが、その場合必ず調査が行われ、再発防止策を講じる。

　保健福祉庁は、再発防止策を講じることを指示するが、再発防止策の中身は医療機関が決めることであり、保健福祉庁がその是非を問うことはない。保健福祉庁は常に改善活動を続け、上がってきた報告は法案やガイドラインを書くための資料とする。

　患者の安全法により、インシデントやヒヤリ・ハットレベルの報告も増え、一方で個人の責任追及はなくなった。これは患者安全の向上に大きな役割を果たしてきたが、それ以前からスウェーデンでの患者安全にとって大きな役割を果たしてきたものとしてマリア法という法律がある。これは実際に起きた事故、またはその可能性があった場合、届け出る法律だ。例えば、医療行為によって患者が損傷を負ったり、病気になったり、あるいは自殺、転倒など、安全性の欠如や管理上の問題があった場合に、担当した医療従事者や職員、また患者も届け出義務があるとする法律である。

　患者の安全法で上がる報告を、医療機関の責任者が判断し、さらにIVOに報告するのはマリア法に基づく行為である。起

こったミスに対し調査、報告し、再発防止のためにその情報を共有する。もちろん非懲罰性で、匿名である。マリア法においても個人の責任追及ではなく、再発防止策を出すことが目的とされる。

マリア法と患者の安全法。このふたつの法律が、スウェーデンの患者安全に大きな役割を果たしている。

② IVO（医療福祉監査局）の取り組み

IVOの役割は、医療、福祉を利用している国民の安心・安全のために、各施設が職務を果たしているかを監視することである。また、安全で質の高い優れた医療・福祉を実現することを目指しており、そのためのツールとして、法律や規範、条例、ガイドラインなどが用いられている。IVOは、主に保険医療法、社会サービス法、LSS法、マリア法やサーラ法（医療に関してはマリア法、福祉に関してはサーラ法）の報告に対する監査、監督を行っている。

マリア法やサーラ法で義務化されている届け出に加え、患者自身も苦情や不満を直接IVOに訴えられるので、この3つの届け出や問い合わせの対応等がIVOの仕事の大半を占めている。予算の75％がクレーム処理に使われている。患者が直接IVOに訴えるのは複雑かつ容易ではないが、それでも1年に7000件の訴えがあるという。

ただし、上がってくる報告や訴えについてIVOが各々「正しい」「悪い」の判断をしているわけではない。極めて悪質な場合には医療機関としての認可を取り消す権限も有するが、総じて再発防止への活用とい

う方針が徹底されている。経営者を呼び出し改善案について説明し、それでも改善できない場合には罰金を払わせることもある。その場合も再発防止が目的だ。過誤があった場合は監査職員を派遣し原因を調査するが、医師の責任追及、資格剥奪をすることはない。患者に対して賠償されるべきケースは賠償への道筋を構築する。

マリア法やサーラ法で義務化されている届け出、IVOに寄せられる患者の問い合わせへの対応、この3つが仕事の大半だが、中でもマリア法に基づく報告は多くを占める。1936年にストックホルムのマリア病院で、4名の患者に対して鎮痛剤と間違い消毒剤が注射され死亡するという事件があった。この事件をきっかけに、医療事故の報告に関するマリア法が制定された。当時は警察への届け出も必要であったが、医療における問題と刑事問題を同一にすべきではないという考えから、1983年には警察への届け出義務はなくなった。マリア法ができたこの事件を契機に、医療、介護の中身も変わり、変革、発展していくこととなる。規範やガイドラインも作成され、医療の質に対する安全管理体制も整っていった。マリア法は、医療事故報告における再発防止として一定の成果を得てきたが、それだけでは不十分と考え、先に述べた患者の安全法が生まれた。これによって、本来なら起こらずに済んだインシデントやヒヤリ・ハット事例を報告し、調査することが必要になる。患者の安全法の制定は、個人の責任追及ではなく、患者安全のためシステムとしてどのように改善していくべきかをより深く考える契機に

なったのだ。

　患者側から苦情の届け出があった場合、保健福祉庁時代はその職員が調査していたが、IVOが独立して以降は、医療者自らが調査し対策を講じ、IVOはそれを監査するという体制に変わった。IVOの義務は患者の安全を守ることであり、届け出があれば、その後早く広く対策に関する情報を提供する必要がある。

　IVOに寄せられる情報には、個人名も含め、全情報が含まれている。そこからシステムエラーを見つけ出し、最終的に公表する際には個人名は匿名化される。患者側にはどのようなことが起こったかを一般論として伝えることはあっても、個別の事例として伝えることはない。患者や遺族に対する情報提供は医療機関が行うことであって、IVOの範囲ではないからだ。

　IVOの任務は患者安全のためのシステムをつくり、リスクを予防すること。マリア法が定める報告は、医療の質と安全性向上のための調査が目的であって、裁判の資料に使われることもない。

③スウェーデン地域自治体協会（SKL）の取り組み

　SKLとは「スウェーデン・コミューン・ランスティング連合」のことであり、コミューン（市）、ランスティング（県）、各々の責任者を集めた連合体である。

　スウェーデンでは国、ランスティング、コミューン、それぞれが権限と責任を有しており、その連合体として、SKLの担当者が患者の安全性のために取り組みを行っている。SKLの取り組みの過程で、政府が患者の安全委員会を設置し、この委員会の設置が患者の安全法制定に結びついた。なぜ、政府はこの委員会を設けたのか？それは2011年までは、医療において何らかの問題が起こると、看護師、医師等、個人に焦点が当てられていたからである。つまり、個人的な責任が追及されていたのである。しかし、ヒューマンエラーや組織事故で有名なジェームズ・リーゾンが言うように、問題は決して個人だけの責任ではなく、個人とシステムのバランスが問題であるということがスウェーデンでも言われ始めるようになったのだ。

　新法制定以前は、起こったことに注目し、原因と責任を明確にするため過去にさかのぼることが中心であったが、法律ができた後は、プロアクティブに（事前に対策を講じる方法として）リスク分析し、「どうしたらこのようなことが起こらないか」「再発防止のためにどうするのか」という見方に変わった。

　こうして、医療機関の責任者たちが患者安全のためにシステムとしての安全を追求するようになったのである。再発防止策や起こった事例の情報を医療側に提供し、医師等に罰則を与えることもなくなった。また、この新法が制定されてからは、患者自身もIVOに直接苦情や不満を訴えられるようになった。

　保険医療の世界は複雑であり発展のスピードが速いので、最新の情報が必要である。そのためのツールとして、全国的なデータベースが構築されている。SKLではこれをもとにリスク分析のガイドラインやマニュアルを作成し、ランスティングやコ

ミューンを支援している。患者のカルテ情報の解析も行っている。このデータベースによって、関係者が備える治療や介護の知識も増えた。例えば、手を洗わないことによる院内感染の問題、尿道炎や術後感染、また褥瘡や転倒、投薬の問題も明らかにされている。コミュニケーション不足による薬物の重複投与など、避けうるものの存在もわかってきた。

医療、看護においても世代間で教え伝えられ続けている。これによって、不必要な抗生物質の使用を減らした例もある。これはプロセスの改善と組織的な取り組みによって、全国レベルで成功した例と見て良い。システム的に患者安全を高めるため、ベッドサイドの人から管理者までが同じ考え方で仕事ができるよう、エビデンスベースで、現場、管理者レベル、最終的にはランスティングや国のレベルまで広げていく取り組みが行われたのだ。

世界的な経済学者として知られる、マイケル・ポーターの考え方のひとつに「顧客、つまり患者にとって最も価値のあることをまず考える」というものがある。その考えを共有し実現するには、そのためのプロセスが重要である。そういう視点から見れば、スウェーデンにおける医療システムはよくできている。

企業活動も参考にされ、トヨタのカイゼン（改善）の考えも取り入れた。その結果、医療現場での無駄な部分の排除につながった。その取り組みから、関係者のコミュニケーション不足が患者安全を低下させていることもわかった。患者の安全性を考えた場合、病院が替わると前の病院から現在の病院に情報が伝わらないことが問題になる。これに対し本人の同意のもとカルテの共有も行われている。

スウェーデン政府は、患者の安全に対する取り組みに年間100億円単位の予算を計上している。政府が患者の安全性についての重要性を認識している結果の予算である。

リスク分析、再発防止を効果的に行ううえで欠かせないのが、当事者との頻繁な話し合いである。そのために重要なポイントは、当事者が話すことで罰則を受けないということであろう。患者の安全法ができ、当事者は懲罰を恐れずオープンに話せるようになった。話し合おうという雰囲気をつくることも大事であり、その雰囲気づくりが病院経営者にも課せられている。懲罰を目的とせず、「正しいときに、正しいことをする」という当たり前の教育も大事である。患者安全にとっては医療機関の職員が最大の資源。その観点からの仕組みや雰囲気づくりが求められ、SKLではそのための支援を進めている。

④ストックホルム県の健康ケア部門の取り組み

ストックホルム・ランスティングの健康ケア部門では、患者安全に関して、2011年の患者の安全法に基づきあらゆる医療行為をシステム的に調査している。IVOや保健福祉庁、SKLが、法律やガイドラインが実証されているか検証するのを支援し、適切に運営していけるようサポートしているのだ。

2015年はチームワーク（連携）、感染

症、転倒、薬の取り扱い、精神科疾患患者の安全性の5つが主要テーマになっている。行政の役割は、IVOや患者安全委員会、保険会社などそれぞれがうまく連携できるようにすること。健康ケア部門では、この連携のために、人を派遣したり、場所を提供したり企画を立てるが、その費用は医療機関の負担になる。同部門では、コンピュータで医療従事者の責任者に危機意識を高める教育も行っている。特に連携に関しては、救急救命センターや初期医療センター、老人病院の間で情報がうまく伝わらないことで、リスクが高まることを避ける研究をしている。「より安全な医療」に関して、患者と行政とが共同でテーマを決めて取り組むこともなされている。

具体的な取り組みとして、すべての患者が等しく最良かつ安全な医療を受けられるよう品質管理レジスターを利用している。このレジスターの導入により、小児癌であれば、20年前は4人に3人が死亡していたが、今は4人に1人まで減少している。心臓麻痺による突然死は30％減少、白内障の視力回復率も高まり手術中の感染は50％減少、股関節手術で用いられる人工股関節の耐久年数は他国のデータより長くなった。スウェーデンでは、国およびランスティングでこの品質管理レジスターに5年で約350億円の予算を投じている。これによって、医療の標準化も進み、安全性の向上に加え国民の寿命延伸も見られている。

このレジスターにより、すべての患者が最良の医療を受けられるようリアルタイムで情報提供が可能になり、その結果、患者の動機付けやさまざまな誤謬（ごびゅう）の発見にもつながっている。新薬や新しい治療法の提供も行われている。

医療のさらなる改善のためにこのレジスターを活用し、地域単位だけではなく、国内の情報を集め、患者がより良い医療を受けられるための「QRCストックホルム」という取り組みも始まっている。レジスターのデータを活用し、改善活動のリーダーを育成、そのリーダーが医療機関でチームを教育し、サポートするというものである。これによって、患者が他地域で重複する治療を受けていたり、地域によって治療の開始時期が異なっていることの改善にもつながっている。

スウェーデンでは全国レベルのレジスターが100以上あり、治療について、プロセスと結果が共有され医療の安全と質の改善を続けている。また国は年3200万クローナ（約5億4000万円）の予算を投じ、レジスターの改良を続けている。

⑤**患者保険会社（ルーフ）の取り組み**

患者保険会社は、患者の安全性のため1975年に私的な保険を扱う企業として始まり、1997年に公的保険となった。ランスティングが経営者となる非営利企業であり、収益は賠償で払う部分以外は、ほとんどが人件費として使われている。

患者の安全法ができて以降、届け出は増えている。届け出の数が多い診療科は整形外科、歯科、外科であり、賠償の金額が大きいのは産科である。賠償は「医療障害補償法」に基づくが、これは交通事故による保険をもとにつくられた。

医療提供者は保険加入が義務付けられ、国内での医療のみが対象とされる。病気や事故で就労不能になった場合、収入の80％が補償される。賠償対象には、治療可能な損傷（ケガ）、予防可能だった損傷、誤診による治療の遅延、一部の院内感染、転倒事故や誤投薬などがある。

賠償金額は、死亡した場合で葬式費用、遺族の生計補助、家族の悲しみを慰労する費用となるが、約4万クローナ（70万円）である。この場合、「どちらが悪いからいくら払う」という考え方はなされない。死亡した場合よりも、障害が残った場合のほうが賠償金額は多くなる。それでも平均で19万クローナ（320万円）である。出産の際、低酸素状態で新生児に障害が残った場合は、生涯にわたることなので金額が多くなる。要するに、「賠償」ではなく、「補償」という考えである。過失、無過失、避けられたことか否か、あるいは医師に問題があったかどうかは関係なく、患者の被害や損傷に対して、補償していくという考え方だ。年間1万4000件の届け出があり、5500件に賠償金が支払われている。うち約20件は裁判になるが、勝訴しても支払われる金額が保険の賠償金額より増えることはなく、裁判にかかる労力を考えれば、裁判をしないことを患者は選ぶことになる。

⑥弁護士の取り組み

スウェーデンでは、患者が不満などを訴える窓口は以下の7通りである。
1. 主治医や病院の雇用者に直接苦情を訴える

　患者からの訴えを聞くが、患者の影響を直接受けて判断を変えることはまずない。
2. 薬に関する窓口に請求する

　ここでは副作用に対するものも含めた補償がなされる。
3. 患者保険会社（ルーフ）から賠償を得る

　損傷や障害に応じての補償を得られる。
4. 医療福祉監査局（IVO）に訴える

　例えば病院にかかるのに、2～3カ月待ちになる場合、IVOに訴えると、病院に改善命令が出る。ただIVOに訴えた場合、解決まで2年くらいかかるので、若い人たちは弁護士のところに来る場合もある。
5. 警察、検察に直接訴える

　警察の責任として原因を探すが、医療の専門家ではないので他の医師の意見を求める。スウェーデンは医師同士のつながりが強く、お互いかばいあうので、裁判として成立することはほとんどない。2011年の患者の安全法以前も少なかったが、法律が制定されてからはほぼゼロに近い。もともと医師の責任追及という概念のなかったスウェーデンにおいて、2011年の新法によってそれが徹底された。
6. 患者安全委員会に相談する

　患者安全委員会は患者と家族を手助けし、医療機関とコミュニケーションを取れるようにしている組織である。間に入ってガイドをするなどの役割。
7. 直接裁判所に訴える

　これは主に自由診療の場合である。例えば美容整形などで損傷を負った場合、裁判をすることがある。医療は保険医療法の中の問題だが、美容整形などは消費者法の範囲で、契約の中での話し合いになる。

2011年の患者の安全法以前は、業務上過失致死罪として訴える可能性は残されていたが、2011年以降、事件になることは皆無に近い。マスコミ報道においても、仮に患者の中に報復の気持ちがあっても、医師の団結力が強いスウェーデンでは意見を求められる専門医たちは医師側に立ち、また捜査段階でマスコミに情報が漏れることもなく、患者の一方的な話が報道されることもない。

　スウェーデンは裁判で勝訴しても、補償はもらえるが、賠償金をもらえないので上訴することも少ない。賠償金ではなく、生活の補償という概念であるスウェーデンは良い仕組みであると、弁護士も語っていた。

⑦カロリンスカ大学病院の取り組み

　カロリンスカ大学病院は、ノーベル医学・生理学賞の選考機関として世界的に知られ、高度専門ケアを行っており、次項で述べる初期医療センターとはすみ分けがなされている。病院のビジョンは"The Patient Always First"であり、品質の高いケアと安全などを掲げている。

　同病院の医療の質と安全性については、チーフを中心に7部門あり、話し合いの中で、到達目標、戦略計画を立て、改善を続けている。主に、医療の現場で起こる事故、損傷や障害を減らすための予防活動、感染や薬の副作用を減らす活動を行っている。これらの事例はコミュニケーション不足のために起こる場合も多く、その対策も講じられている。同病院には1万5000人が勤務し、うち正看護師34%、准看護師17%、医師16%、ベッド数は1630床である。正看護師は夜勤込みで週38時間、連続勤務は14時間以内。医師は週40時間とオンコールの勤務で、18時間以上の連続勤務はない。労働環境も患者安全には重要になる。

　もともとは癌の専門医だが、現在は患者安全のための仕事に従事している医師に同病院内のリスク管理について聞いたところ、次のような回答を得た。

　「医療は複雑な仕事であって、リスクは多数存在する。当然そこには危機管理が必要になる。良くない結果が起こったときには、その対策を考え、リスクを下げるための行動をとり、再発防止策を講じることになる。担当部署に関係なく、全員が参加したほうが良い結果を得やすい。リスクに関しては考え方の違いもあり、報告すること自体、必要があるのかと考える人もいるが、実際には報告すること自体が重要と考えている。イレギュラーな事態やリスクへの対応は、システム的な問題であって個人の問題でない。だからこそ、情報を収集する。ひとりの人間が行ったことでも、周辺の状況に原因があると考え、リスクの報告に対し分析し、学び、予防に活用する。こうしてシステムとしての安全性を向上させている」

　ミスが起こりやすい薬の管理についても、大学では基本的にWHOのルールと同様で、正しい薬を、正しい量・正しい時間に服用する。そのために健康福祉庁がガイドラインも作成しているが、患者カルテは、病院ごとではなく、患者ごとに作成され、カルテは患者個人について回るので、薬の管理もしやすい。

薬の管理に関しても同様に、人間はミスを犯すものという前提で、ミスはシステムや周辺環境のせいであると考えられている。個人の懲罰ではなく、全体の改善をいかに図るかを基本方針として活動する。マリア法によるIVOへの届け出のうち、25％は薬に関連するものである。投薬量が多すぎるとわかった場合、具体的に分析する。例えば一包化するシステムが役立つとなれば、そのシステムを導入する。処方が出れば、一包化する場所で薬が作られる。コンピュータ上に患者カルテが転送されると、決まった薬の引き出しが開き、薬の在庫が減ると自動的に発注するシステムなどもある。一包化するシステムを導入した神経内科では正看護師が薬を扱う時間が61％減り、投薬ミスも大幅に減少した。

⑧初期医療センターの取り組み

初期医療センターはランスティングの委託の下で運営され、疾患に限らず最初に受診する医療機関である。今回はリンゲンという地区にある施設を視察した。医療の質と安全の標準化のため、現在初期医療センターを中心に患者データの集約が行われている。例えば糖尿病のデータを、共通した電子カルテのようなシステムに入力、全国ベースでタイムリーに情報があがる。これをもとにエビデンスが作成され、医療機関はその治療方法をランスティングと契約する。

インセンティブや罰金があり、本来なら2回で済む通院が、4回であれば質が悪いとされ、補助金が下げられることもある。ジェネリックを使えばボーナスがあっ

たり、糖尿病患者のコレステロール値を年1回測り目標に達しているかなど、達成度やそのプロセスもチェックされる。治療の標準化が、患者に対する医療の質向上と安全性向上につながっていると考えられているのだ。

⑨病院内の患者オンブズマンの取り組み

スウェーデンでは医療をランスティング、福祉をコミューンが担当しているが、ストックホルム北部にランスティングとコミューンが共同で作った会社が経営している病院がある。この病院は2006年に閉鎖の危機に陥ったが、存続のためランスティングとコミューンが共同経営することになった。院内の安全に関する取り組みの中で、連携不足やシステムの不十分さの改善を徹底した結果、この数年で患者から高く評価されるスウェーデン有数の病院になった。

スウェーデンの病院では患者のガイドをするオンブズマンのような人がいる。この役割の人に対して、患者は電話や電子メールで質問したり、不満を訴えたりできる。例えば治療、職員の態度、費用など、あらゆることが相談可能である。視察したこの施設で担当しているガイドは正看護師であるが、ガイドのための継続教育制度が設けられていてコミュニケーション上手である。不満があるとき、話を聞いてもらうだけで満足する患者もいるが、それでもなお不満があれば、IVOへの問い合わせ、マリア法の届け出、患者安全委員会の紹介などに関するガイドの役割も果たしている。

⑩患者安全委員会の取り組み

患者安全委員会は行政組織であり、21の各ランスティングに設置が義務付けられている。ストックホルム・ランスティングの患者安全委員会は20人の職員が在籍し、みな医師、理学療法士、看護師、ジュリスト、社会学、政治学の専門教育を受けた人たちによる学際的な組織である。

ストックホルム・ランスティングは人口210万人だが、2022年には250万人になると言われ、高齢化も進み、求められる医療、福祉の要求も高い。患者安全委員会では、患者がどこに連絡すれば良いか、情報提供やガイダンス、患者と医療機関がコミュニケーションを取れるような中間的な仕事を行う。彼らは患者からの苦情や不満を受け、それをもとに医療機関や政治家との連携を図っている。

患者安全委員会の職員は保険医療に携わった経験を有する人たちなので、切迫感のある人たちへの対応も慣れている。患者から連絡があれば、情報を集めつつ病院に伝え、回答を得たら患者に戻す。不満足の部分があれば再度、病院にも確認する。患者安全委員会として、医療行為に対する正しいあるいは正しくないという判断や病院や医師の批判、あるいは医療機関を訴えるための法的な方法を患者に伝えるといったことはしてはいけないこととされている。患者安全委員会からの問い合わせに対して、病院は4～6週間以内に回答することになっている。

スウェーデンにおける不平や不満のうち、年間で患者安全委員会に3万件、患者保険会社に1万4000件、IVOに7000件の訴えが寄せられる。患者安全委員会への訴えは年々増えており、政府の中では事業拡大の必要性も検討されている。ストックホルム・ランスティングでも2013年に5500件、2014年には6000件に上るとのことである。

苦情の半分は医療に関すること、次いでコミュニケーションや接し方、組織に対しての苦情や不満、歯科治療に見られる経済問題、事務処理的な問題、カルテの扱いなどの守秘義務への対応である。苦情や不満はデータベースに6万件ほどインプットされており、それをもとに研究や論文の作成に利用している。集めた内容はランスティング全体に情報提供されている。

患者安全委員会としては、まずは患者の感情の理解が必要であり、患者の不満にどう対応するかを考える。そこから、そのシステムづくりが必要であることをクリニックや病院のスタッフに説明している。患者の安全活動に関するプロジェクトも実施されているが、患者の感じ方と医師の感じ方は大きくかけ離れている。患者の58％は医療のせいで損害を受けたと感じ、病院側は医療を原因とするものは7％のみであった。コミュニケーション不足であったり、情報の非対称性が問題であったりするが、患者安全委員会に上がってくる訴えは、患者の安全性を高めるための重要な資源となりうる。

患者安全委員会の仕事としては、苦情に対するガイダンスと患者安全のためにどう取り組むかシステム的に改善していくことであり、患者にとって相談しやすい場所になることであるという。

3. まとめ：視察を通じて感じたこと

　スウェーデンでは、患者にとっては訴えを聞いてもらえる窓口が7通り（7機関）もある。この7機関が目指すのは患者安全の向上であり、そのためのシステムをつくっていくことである。それが、国民全体の医療の安全につながっていく。この考え方は、スウェーデンの国民性もあるのかもしれないが、2011年にできた患者の安全法が果たした役割は大きいであろう。

　本来、国や官僚、政治家、行政など、中央組織という立場で仕組みをつくるのであれば、スウェーデンのようなやり方が必要ではないかと思われる。起こった事例に対して、システムエラーとして認識し、二度と起こらないように患者安全のための再発防止策を考え、国民が最良の医療、安全な医療を受けるために品質管理の向上を目指す。個々人のことは、当事者である患者、遺族、当該医療従事者が最も詳しいので、現場で話し合うべきことである。手助けが必要であれば、中央組織として、サポートをすることもあるが、あくまでも支援であって、良いか、悪いかの判断を下すわけではない。そのことに対して、保険での補償や当事者による謝罪はあったりしても、中央組織がそこに口を出す必要はないのである。

　今、日本で議論されている医療事故調査制度の中で遺族への対応が問題になっている。当事者あるいは家族、遺族であれば、感情として、謝罪の言葉をもらいたいし、原因を知りたい。それは当たり前の感情である。ただ、今回スウェーデンを視察し感じたことは、中央で行う医療事故調査はあくまでも国民全体の医療安全の向上の制度であるべきということが徹底されている点である。WHOのドラフトガイドラインもそうであるが、純粋に国民全体の医療安全を向上するため、なるべく多くの情報を収集し、システムとして再発防止策を考え、品質管理向上と併せて医療の標準化を図っていく。そのことにより、国民全員が、最良の医療、安全な医療を受けることが可能になる。事実、スウェーデンではそれらが実現されていた。

　遺族への対応が必要であれば、医療事故調査制度の中に、再発防止と責任追及を押し込めず、別の形にするべきである。中途半端にさまざまな可能性が残されているから、遺族への謝罪も十分にできなかったり、隠ぺいしたりすることになる。結果、そのことが遺族感情を逆撫でし裁判になったり、広く学習されることもなく、再度同じ過ちが起こってしまう。スウェーデンのように個人の責任追及がなくなれば、過失、無過失関係なく、まず患者や遺族に謝罪などの対応を考え、そのうえで、そこから学び、どうすれば再度繰り返されないようにするかシステムとして構築できる。

　医療事故調査制度として医療安全に関するシステムをつくることが国民にとって、また、日本の医療のこれからの発展になるのではないだろうか。

（2014年9月時点の情報です）

執筆者略歴（50音順）

井上清成（いのうえきよなり）
弁護士。医療法務弁護士グループ代表。
1981年、東京大学法学部卒業。86年、弁護士登録（東京弁護士会所属）。89年、井上法律事務所開設。2004年、医療法務弁護士グループ代表。病院・診療所の顧問・代理人を務める。著書に『病院法務セミナー よくわかる医療訴訟』（マイナビ出版）など。

坂根みち子（さかねみちこ）
医療法人 櫻坂 坂根Mクリニック院長。
筑波大学医学専門学群卒　MD, PhD, 循環器専門医
循環器内科医として約20年勤務ののち、2010年10月茨城県つくば市に開業。2014年4月1日「現場の医療を守る会」を立ち上げる。2014年日本医療法人協会 現場からの医療事故調GL検討委員会委員長。2015年日本医療法人協会 医療事故調運用GL作成委員会副委員長。

佐藤一樹（さとうかずき）
医療法人社団いつき会ハートクリニック理事長・院長。医学博士。91年山梨医科大学卒業、同年東京女子医科大学附属日本心臓血圧研究所循環器小児外科入局。99年助手。平成26年度厚労省科学研究費診療行為に関連した死亡の調査の手法に関する研究班員、一般社団法人日本医療法人協会 現場からの医療事故調ガイドライン検討委員。

福田浩紀（ふくだひろき）
2004年、京都大学経済学部を卒業し、アステラス製薬に就職。2011年よりセイコーメディカルブレーン株式会社の前身であるメディカルブレーン株式会社に入社。主として医療経営コンサルティング部門にて勤務。現在、取締役社長室室長。

井上清成（いのうえきよなり）
弁護士。医療法務弁護士グループ代表。
1981年、東京大学法学部卒業。86年、弁護士登録（東京弁護士会所属）。89年、井上法律事務所開設。2004年、医療法務弁護士グループ代表。病院・診療所の顧問・代理人を務める。著書に『病院法務セミナー よくわかる医療訴訟』（マイナビ出版）など。

「医療事故調査制度」
法令解釈・実務運用指針 Q&A

2015年10月15日　初版第1刷発行

著者	井上清成
編集	合同会社 SEA（清家輝文、洗川俊一、岩川悟）
装丁	木村友彦
本文デザイン	木村友彦
発行者	滝口直樹
発行所	株式会社マイナビ出版
	〒101-0003 東京都千代田区一ツ橋二丁目6番3号
	一ツ橋ビル2F
	電話　0480-38-6872（注文専用ダイヤル）
	03-3556-2731（販売部）
	03-3556-2735（編集部）
	URL　http://book.mynavi.jp
印刷・製本	株式会社ルナテック

※定価はカバーに記載してあります。
※落丁本、乱丁本はお取り替えいたします。お問い合わせは TEL 0480-38-6872（注文専用ダイヤル）、または電子メール sas@mynavi.jp までお願いいたします。
※内容に関するご質問は、編集第2部まで葉書、封書にてお問い合わせください。
※本書は著作権法上の保護を受けています。本書の一部あるいは全部について、著者、発行者の許諾を得ずに無断で複写、複製（コピー）することは禁じられています。

ISBN978-4-8399-5707-0　C2032
© 2015 KIYONARI INOUE　© 2015 Mynavi Publishing Corporation
Printed in Japan